齋藤 孝

JN147820

イライラしない本

ネガティブ感情の整理法

GS 幻冬舎新書

407

イライラしない本／目次

第三章 ネガティブ感情を浄化する 67

はじめに

常に心にさざ波が立っている人々

周囲と衝突せず、誰も傷つけず、誰にも傷つけられず、イライラせず、怒りも焦りも不安も持たず、いつも心穏やかに過ごしている――そういうものに私はなりたい。

誰もがそう思っているのではありませんか。

最近、大学で授業をしていても「おとなしくて温厚な気質の学生が増えている」と感じる機会が多々あります。

しかしながら一方で、そんな人たちが何かの拍子に些細なきっかけでカッとなる、ムカついてキレる。そうして引き起こされる事件が増えているのも、また事実です。

突然キレる、いきなり感情が爆発する、突発的に感情の水位が上がる――こうした〝感情の大波〟は、突然発生するように思えますが、実はそうではなく、その下地となる状態が存在すると私は考えています。

実際の海の波に置き換えてみましょう。

波がまったくないのが「凪《なぎ》」の状態です。そこに風が吹くと、まずざわざわとした「小波＝さざ波」が立ち始めます。さらに風が強くなると、さざ波がだんだん大きくなって「大波」になる。これが海の波が発生する基本的なしくみです。つまり、大波になる前に「さざ波」という状態があるのです。

これと同様に、感情の「大波」も突然起きるのではなく、何かの影響（風に該当するもの）によって、まず心に小さな「さざ波」が立ち、それが大波へと拡大していきます。

心にさざ波が立っているというのは、不安や焦り、怒りにまでは至っていない「イライラ」「不機嫌」といった、心が微妙に不安定になっている状態のこと。

感情を持った人間である以上、心が不安定になることは誰にでもあります。ただ現代人のなかに、常に心にさざ波が立っている人、些細なことで心がザワつき、イライラを感じる人が増えているように思えるのです。

コミュニケーション過多の弊害

原因のひとつとして考えられるのが、ネット社会によるコミュニケーション過多です。

ＬＩＮＥにメール、フェイスブックにツイッター――こうしたコミュニケーションツールが一気に普及し、スマートフォンさえあればいつでもどこでもやりとりできる。それが当たり前の時代になっています。

ツールやシステム自体は利便性が高くて使い勝手もよく、その普及発展を否定するつもりはまったくありません。ただ、こうした状況がコミュニケーション過多を生み出していることも見逃せない事実です。

そのことが、現代人の感情が常にざわざわと波立っている大きな一因ではないかと私は考えています。

たとえばとくに若い人たちは――友だちと飲みに行くのでも、日時と店を決めるだけなのに、ＬＩＮＥでものすごい回数のやりとりをします。そして参加人数が増えると、やりとりはさらに複雑になります。

誰を誘おうか、誰々は呼ぶのをやめよう、飲み会のことをアイツにどうやって隠そうか、じゃあいつものＬＩＮＥグループは使わないで個々で連絡を取り合おうか――こんなやりとりが延々と続くのです。

「ａｎｙｔｉｍｅ、ａｎｙｗｈｅｒｅ」のコミュニケーションが可能になったがゆえに、現代社会では「他人、他者」との関係も「ａｎｙｔｉｍｅ、ａｎｙｗｈｅｒｅ」という過多状態にならざるを得なくなっているように思います。

いつでも誰かにつながっている。どこにいても連絡がとれる。だからこそ、つながらないときの心の波は、より大きくなるのですね。

ケータイがつながらないと、メールの返信がないと、「着信（受信）拒否しているのでは」と疑う、「嫌われているのかも」と勘繰る、「シカトしやがって」とムカつく。ついつい、ネガティブ感情が頭をもたげて、余計なことを考えるようになります。

コミュニケーション過多の状況では、ほんの何気ない些細なひと言や出来事でも、感情にさざ波が立ちやすくなる。表面上は穏やかな関係のなかに、さまざまな形の「心のさざ波」「心のイライラやモヤモヤ」＝ネガティブ感情が生じてくるのです。

人の心を乱す「他人」という存在

インターネットがここまで普及していない時代、些細なことでイライラする人は今より少なかったはずです。なぜなら情報が少なく、コミュニケーションの範囲が狭かった。自分の行動範囲内で出会う人たちと付き合う、というのがかつての人間関係の主流だったのです。江戸時代くらいまでさかのぼれば、庶民の日常生活のなかで新しい情報、新しい人間関係は、一年の間に数えるほどしか発生しなかったでしょう。

そんな限られた範囲の、限られた人間関係のなかで情報を共有していた時代と比べると、現代社会はコミュニケーションの対象が劇的に拡大しています。全世界の新情報が次々に入り、あらゆるエリアの人々とやりとりができるようになりました。

膨大な情報、膨大な人間関係に取り囲まれたなかで、誰もがその情報や相手の動向、言動を意識しながら暮らしています。

インターネットと携帯電話の登場で、一気に人間関係を構築できるエリアが拡大しています。数十人、場合によっては百人くらいの単位での膨大な人間関係をこなす人も珍しくありません。私たち人類は間違いなく新たなコミュニケーション力が求められる時代に足を踏み入れているのです。

そうした時代に生きる現代人の、他者に対する感情のアンテナは敏感に、そして繊細にならざるを得なかった。それゆえに社会生活のなかでの些細なことで感情の乱れやザワつきが起こり、イライラする人が増えたのではないか。

コミュニケーション過多が現代人のイライラの原因、人間の感情に影響を与えるいちばん大きな元凶は「他人」の存在、と申し上げた理由はここにあります。

　確かに現代人は、コミュニケーションに関してはかなり器用でマルチな能力を持ち合わせていると言えます。しかし器用でマルチゆえに、心の内側は常に「イライラ」というさざ波が立ちやすくなっているのです。

　では、現代社会のなかで誰もがとらわれるであろう「イライラ感」「モヤモヤ感」「不機嫌」といったネガティブ感情とどう向き合い、どうコントロールすればいいか。

　本書ではイライラの根源がどこにあるのか、論理的に考えてみることで、どうしたら心穏やかに日々を送ることができるか、具体的な方法を提示します。私自身、二十代のころは無職でつねに不機嫌でした。自分のなかから生まれてくるネガティブ感情への対処法を、個人的な経験から編み出しました。

　多くの人々がイライラしているように見受けられる現代に向けて、本書が処方箋となれば幸いです。

齋藤 孝

第一章 何が心を乱すのか
——イライラの根源

「未来への不安」と「過去への後悔」が「今の感情」を凌駕する

現在という時間を基準にして考えると、未来に対するネガティブ感情は「不安」、過去に対するネガティブ感情は「後悔」に大きく分けられます。

未来への不安とは、「まだ起きてもいないのに先回りして悩む」ことです。

恋愛ならば、「もしかしたら彼とうまくいかないんじゃないか」「嫌われるんじゃないか」「捨てられるんじゃないか」と思う気持ちが膨らんでしまい、本当はそんなに悪い状態ではなかったのに次第にケンカや諍いが増えていく。

仕事ならば、まだ年度が始まったばかりなのに年間を通しての最終ノルマを考えて、「こんな件数を達成できるのか」と不安になる。

将来を予想したり計画したりすることが、必ずしも不安ばかりを呼び起こすわけではありませんが、つい先のことを考えすぎてネガティブ感情ばかりが先走ってしまうわけです。

こうした未来への不安がウィルスのように増殖して、現在という時間を埋め尽くしてしまうようなことが少なくありません。

未来に対するネガティブ感情には「不安」のほかにもうひとつ、「こんなはずじゃなかった」という現実とのギャップによる「落胆」があります。

未来に対して大きすぎる期待感を持ったために、現実がそれほどでもなかったときに落胆してしまう。「いい会社だと思ったのに、こんなブラック企業だとは思わなかった」「こんな部署に配属されるとは思わなかった」「こんな人だとは思わなかった」――未来を盛り上げすぎて、現実がしぼんでしまうというケースです。

一方、過去への後悔とは、「もう済んでしまったことをくよくよと悩む」こと。

仕事のミスをいつまでも引きずって次の仕事に身が入らない、振られた恋人のことを忘れられずに、いつまでたっても次の恋ができない――といったケースです。

自分の力ではどうしようもできない過去の出来事を、終わったことだと割り切れず、「なぜあのときこうしなかったのか」「こうしておけばよかった」という悔恨の念が現在という時間を大きく侵食してしまう。時間軸のうえでは、現在から過去を振り返ったときに生まれる、これもまたよくあるネガティブ感情です。

未来に対するネガティブ感情の多くは、不安の持ち込みすぎと期待の持ち込みすぎから、過去に対するネガティブ感情の多くは、自分自身の至らなさへの悔恨から、それぞれ生まれてくると言っていいでしょう。

未来や過去に向けられた感情にとらわれて現在の感情をニュートラルに保てない。未来と過去への感情が現在の感情を凌駕してしまう。

こうした状況もまた、誰にでもあること。時間の流れのなかで生きる私たちだからこそ陥りやすい、感情の落とし穴と言えるかもしれません。

「認められない」不安――「いいね！」をほしがる肥大した自己承認欲求

現代人ならではの感情傾向のひとつに「自己承認欲求の肥大化」があります。

自己承認欲求とは、人から認められたい、注目されたい、すごいと思われたいといった欲求のこと。フェイスブックの「いいね！」の数や、ツイッターのフォロワー数、ユーチューブの再生回数などを必要以上に気にする風潮にも象徴されています。

「いいね！」が押されても、投稿をフォローしてもらっても、それが商売になるわけではない（動画再生回数はビジネスになっていますが）けれど、「他人に認めてもらった」という事実によって精神的な満足感を得るという人が非常に増えています。

そのために、わざと公共の場で迷惑行為や犯罪を起こして投稿したり、奇妙な写真を載せたりする困った人たちも出てきて社会問題にまでなっています。こうした社会現象も、現代人の肥大化しすぎた自己承認欲求が大きな要因のひとつと考えられています。

一億総「認めてもらいたい」化の時代になった今、世の中には自己承認欲求が溢れています。

とはいえ、誰もが特別に突出した才能を持っているわけではありません。イチロー選手や五郎丸歩選手、なでしこジャパンの選手たちなどのように世の中から称賛され、承認される人たちはひと握りの存在なのです。

しかし逆に言えば、自分が特別な存在ではないからこそ、「認められたい」という願望がより一層強くなるとも考えられます。

こうした満たされない自己承認欲求をどうすればいいのか。

そこにフェイスブックやツイッターといったSNSや動画投稿サイトが登場した。これらはまさに、他者からの承認に飢えていた人たちの救世主だったと言えます。

小さな出来事を投稿して仲間同士でお互いに「いいね！」を押し合うことで、それまで満たされることがなかった個々の自己承認欲求を解放することができるようになったわけです。

いつでも自分を表現できる、自分のことをアピールできる。そんな時代になったがゆえに、今度は、自分に対する反応がものすごく気になるという新たな感情が芽生えてきます。「いいね！」が少ないと落胆し、認められていないと落ち込む。アピールしているのに認めてもらえないという新たなネガティブ感情が生まれたのです。

手軽に自己承認欲求を満たせるツールができたために、かえって今まで以上に、他人の目や周囲からの評価が気になり、それに支配されながら生活している人が増えているのではないでしょうか。

現代人ならではの「認められたいけれど、認めてもらえない」

先に「現代人ならでは」と述べたのは、昔の人たちは、いつも「ほめられたい、人から認められたい」と思って生活していたのかというと、そうではないと思うからです。

戦前や戦後の高度成長期に入る前までの人たちは、「人からほめられたい」とか「いいね！」と言われたい欲求など持つ余裕もなく、普通に生きることに必死だったはずです。

まず家族を養い、子どもを育てる。自分のことは二の次、三の次。生存欲求が最優先で、自己承認欲求を持つ余裕などない時代でした。

それが高度成長期を迎え、食べるものや着るものなどの物品が充実し、住むところやインフラが整備され、医療技術も向上するなど、生存欲求は容易に満たされるようになりました。

生活や経済が安定してきた時代になって人々に余裕が生まれ、ようやく自分のことに意識が向くようになり、自己承認欲求も生まれてきたのです。

もちろん人間誰しも、「よく思われたい」という気持ちは持っていて当然です。昔の人は誰ひとり自己承認欲求がなかったかと言えばそれは違うでしょう。

孔子は『論語』のなかに、「人の己を知らざるを患《うれ》えず、人を知らざるを患うるなり（人が自分を認めてくれないことを悩むのではなく、むしろ自分が人を認めようとしないことを心配しなさい）」という言葉を残しています。

二千五百年も前の孔子の時代から、人間には「認められたい、ほめられたい」という欲求はありました。

しかしながら、今のように自分から「認めてくれ」「ほめてくれ」「すごいだろう」とアピールするような大きな欲求ではなかったはず。現在ほど、「認められたい」欲求が肥大化している時代はありません。

そういう意味で、「認められたいけれど、認めてもらえない」という願望と現実のジレンマは、まさに現代人ならではのネガティブ感情だと言えるでしょう。

ステレオタイプが引き寄せるネガティブ・ウィルス

多くの人々の間で共有しているであろう先入観や思い込み、決めつけ的なイメージをステレオタイプと言います。

「血液型がA型の人は几帳面」とか、「関西人は必ずボケる」「インド人はカレー好き」といった一面的なイメージ、偏見、固定観念もステレオタイプと言えます。

また、多くの人々に受け入れられていることは、他の人たちにとっても価値が高くなるという心理、平たく言うと「みんなが言っているから、それが正しい」「みんなが持っているから、私も欲しい」「みんながやっているから、やっても大丈夫」という心理の強化をバンドワゴン効果と言います。

インターネットやSNSが不可欠な現代社会において、この両者は、人々の感情の揺れやザワつき、心の不安定さに大きな影響を及ぼしているように思えます。

「想像で、リンゴの絵を描いてください」と言われると、みんな似たような、文字どおり絵に描いたような「リンゴ」になるでしょう。

同様に「ブドウを描いてください」と言われたら、やはり何となく似たような絵になると思います。

リンゴやブドウと言っても、実際には、種類もさまざま、色も形もいろいろ違うのですが、どれも似たような描き上がりになってしまう。

なぜなら、みんなイメージとして「リンゴってこういうものだろう」「ブドウってこういうものだろう」という何となくの思い込みがあって、それを描いているからです。

これもまた、ステレオタイプのなせる業なのです。

優れた画家の人に「リンゴを描いて」と言うと、丁寧に考え、自分なりの感性で捉えたリンゴを想像して描くでしょう。「何となく」のイメージとは一線を画する絵（技術の問題ではなく）ができるはずです。

リンゴやブドウの形、血液型の診断程度のことならば何も問題はないのですが、ステレオタイプは偏見や差別を助長する原因になり得ます。

さらに自分が属する集団（カテゴリー）にネガティブなステレオタイプが蔓延すると、自分もそうに違いないというネガティブ感情を持ってしまうリスクがあるのです。

たとえば就活をしている大学生の仲間内で誰かが、

「就活って面倒くさくね？」と言い出して、周囲が「だよね」「だよね」と同調し始めると、就活を頑張っていた学生まで「……だよね」と面倒くさい気がしてくる。

「大学の授業なんて、意味なくない？」「だよね」「だよね」となったら、自分も「確かに、意味ないかも……」という気持ちになってくる。

これが高じて、

「人生なんて、意味ないんじゃやない？」となったら、ほとんどのことに意味がないような気がしてくることだってあります。

以前、ネット上に集まった若者たちが集団自殺をするという衝撃的な事件がありました。自殺系サイトという〝集団〟に蔓延するネガティブ感情が、彼らをこうした行為に走らせる何らかのきっかけになった側面があるかもしれません。

集団のみんなが「意味ないよね」と言い出すと、「みんなが言うんだから、そうなんだ」と思ってしまう。これはバンドワゴン効果がネガティブに作用していることにもなります。

集団のなかに蔓延したネガティブな固定観念が、ステレオタイプとバンドワゴン効果によって、集団を構成する人たちみんなに伝播してしまう。集団にポンと投げ入れられたネガティブ・ウィルスに、本意ならず感染してしまうこともあるのです。

ステレオタイプによるネガティブな思い込みと、バンドワゴン効果によるネガティブ感情への同調。日々のコミュニケーションにも、私たちの感情をネガティブへと引き寄せる要因は潜んでいます。

高すぎる自己評価にイラッとする――現代は勘違いに厳しい査定社会

たとえば女性の単なる親切を「オレに気があるんじゃない？」と拡大解釈してしまう、根拠のない自信に満ち溢れて「オレってイケてるでしょ」とモテアピールばかりする、聞いてもいないのに女性遍歴や武勇伝を語る、本当にイヤなのに「イヤよイヤよも好きのうち」と勝手に決めつけている――こうした、いわゆる〝勘違いオトコ〟に世の女性たちはイライラを募らせているはず。

また職場をイライラした空気にするのは、仕事ができないのに自分では「できる」と思い込んでいる、周囲のサポートに気づかず、自分だけで成果を出したと鼻高々になっている、事情を何も知らないのに訳知り顔で同僚や上司を批判する、といった〝勘違い社員〟のスタンドプレーと相場は決まっています。

「この人、何を勘違いしてるの」という感情は、他人に対してイライラを感じる、ネガティブ感情を持つ大きな要因になるのです。

現代人は、勘違いに対して非常に厳しくなっているように感じます。その根本的な原因は「査定社会」という世の中の風潮にあるのではないでしょうか。

「査定」には、「調べてから決定する」という意味があります。

ボーナス査定なら、成果成績や勤務態度、経験年数や周囲からの評価などによって、その人に見合った金額が決められます。また中古車買い取りなら車種や年式、走行距離や内外装の傷みといった項目を調査して、そのクルマに見合った買い取り価格が決められます。

そして私がここで言う「査定社会」とは、ボーナスや中古車買い取りと同じように、コミュニケーションにおいても互いに相手を査定し合い、互いにその評価に見合った言動を求め合うような現代社会の有り様のことです。

わが子自慢、ペット写真、リア充アピール

査定社会において重要になるのは、「自己評価」です。

自己評価が高すぎる人、自分の実力以上の思い上がり（＝勘違い）が大きい人に対して、

周囲の人たちはイラッとするわけです。

さらにはその人自身の自己評価と客観的な他者評価が大きくズレている場合にもイラッとします。客観的には「モテない人、仕事ができない人」という評価をされているにもかかわらず、「オレはモテモテ、私は仕事ができる」と勝手に思い込んでいる人。自己評価（勘違い）と他者評価（現実）のギャップに、「何、自分を勘違い査定しちゃってるの？　客観的な査定とはまったく違うじゃないか」とイライラ感を覚えるということです。

もちろんいつの時代にも、自己評価の高すぎる人にイライラを覚えるのはよくあることだったでしょう。ただインターネットがここまで広く普及した現代社会では、人々が「高すぎる自己評価」を察知してイライラを覚える感覚、いわば〝イライラセンサー〟の感度がこれまで以上に高く、敏感になっているように思えるのです。

インターネットのニュースサイトにあるコメント投稿欄などを見ると、「あの人を見てるとイライラする」といった、イライラセンサーが反応した人の書き込みが数多く見られます。たとえば芸能人に対しては、

「あの子は自分をかわいいと思っているみたいでイラッとする」「人気もないのに、ベテ

ラン風を吹かせていてムカつく」など。

これがスポーツ解説者なら、

「現役時代、あの程度の実績だったのに上から目線なのが不愉快」「時代は変わったのに昔の考え方を押し付ける老害解説は気分が悪い」など。

また、フェイスブックやツイッターなどSNSによる個人同士のコミュニケーションでも、何気ない投稿に対してイライラ感を覚える人が非常に多くなっています。

わが子やペットのかわいさ自慢、どこどこに旅行した、何々を食べた、誰々と何々した、楽しかった、盛り上がったというようないわゆる〝リア充アピール〟など。

こうした投稿に、「ただの親バカでしょ」「この犬、そこまでかわいい?」と高すぎる自己評価を感じたり、「こんなことをSNSに投稿してどこがおもしろいの? 誰が喜ぶの?」と閲覧している自分の価値観とのズレを感じたりして、イライラを覚えてしまう。

客観的な評価と、自己評価が一致しているか

こうしたSNS疲れによるイライラなどは、まさにネット社会ゆえの、現代人ゆえのネガティブ感情と言えるでしょう。

現代社会、ここで言っている査定社会というのは、自分を客観視する能力を〝互いに求め合う〟世の中なのです。「客観的な評価と、個々人の自己評価が一致していること」という、非常に難しい要求を互いに課し合っているような気がします。

しかもインターネットやSNSによって、他人がその要求を満たしているか、誰もが相互にチェックできるようになった。「自分の実力どおりの発言や行動をしていない」人を、いともたやすく見つけられるようになりました。

それゆえに、自信過剰で、自己評価において勘違いしている人に対する不快感、イライラ感、ネガティブ感情が肥大化している。そう言えるのではないでしょうか。

ルール違反にイラッとする——敏感すぎる正義感がもたらすネガティブ感情

「不公平感」に対するネガティブ感情というのもまた、イライラを引き起こす要因のひとつに挙げられます。

簡単に言えば、「みんなルールを守っているのに、なぜあの人は守らないのか」という感情のこと。電車のなかなのに大声で電話をしている人がいるとイラッとする。並んでいた行列に横から割り込まれたらイラッとする。禁煙の場所でタバコを吸う人を見るとイラッとする——。誰にでも経験のあることだと思います。

このイライラ感の特徴は、正義感に裏打ちされているという点です。完全なルール違反に対してイラッとするのは、ある意味、正常な感覚とも言えます。

ルールの順守はもちろん大切なことですから、違反に対して許せないという正義感が生むイライラ感情は、常識人として当たり前。必ずしもイライラ感がすべて間違ったネガティブ感情というわけではないのです。

ですから万人がイラッとする、誰もが許せないと思うようなルール違反に関しては、法律で罰せられるようにできているわけです。

そう考えると、法律というのはルール違反者を罰すると同時に、その違反を目の当たりにした人たちのイライラを解消するために存在しているという見方もできます。

「ルール違反した人は、法律で罰する」というシステムは、人々の正義感や不公平感が生むネガティブ感情が爆発して無用なトラブルを起こさないための、圧力体系としても機能しているのではないでしょうか。

ところが現代社会では、こうした正義感によるイライラを感じる対象が自分の目の前で起きていることだけでなく、もっと大きく広がっています。

たとえばネットのニュースで不倫した芸能人のスキャンダル記事が配信されると、そのコメント欄には「絶対に許せない。不倫をするようなやつは人間のクズだ」「絶対に不幸になるに決まってる」「テレビで顔も見たくない」といった声が集中する。

街を歩いていて、テレビを見ていて、ネットを見ていて、自分の生活とは関係のない他人の言動、些細なルール違反、マナー違反にまで倫理観や正義感が触発されてイライラで満たされてしまう。

「人に迷惑をかける人」「自分勝手な人」「ずるい人」などに対するイライラや怒りは当然の感情なのですが、正義感のアンテナ感度が鋭くなりすぎてしまうと、ネガティブ感情が必要以上に増幅されてしまう。

「何やってんだか、まったく」「アイツ、しょうもないよな」、ハイおしまい、で済むような自分と関係のない他人の言動にまで、「許せない」「ふざけるな」という感情を覚えてしまう。

こうした「敏感すぎる正義感に裏打ちされたイライラ」もまた、他人に対する批評眼が非常に厳しい査定社会の生み出すネガティブ感情と言えるでしょう。

嫉妬を感じてイラッとする――「何であいつだけ」が生むネガティブ感情

高級な外車に乗って、高級そうな服を着て、モデルみたいな美人を連れている若いイケメンを見るとイラッとする。

仕事は遅いし、出来もよくないのに、顔がかわいいというだけで男性社員からチヤホヤされている同僚の女子社員にイラッとする。

――わかる、わかる、という声があちこちから聞こえてきそうです。嫉妬もイライラを生む温床です。

そのイケメンがどうやってお金持ちになろうが、その人がどんな美人を横に乗せていようが、他の人には関係がないはず。それなのに、人生のなかで一度も接したことがない相手なのに、目の当たりにするとイラッとしてしまう。

それはなぜでしょう。

そうしたイライラの底辺にあるのは、「自分もあんないいクルマに乗りたい」「あんな美人と付き合ってみたい」「あんな暮らしができるくらいリッチになりたい」といった羨ましいという気持ちです。

しかし「いいなあ」という思いだけなら単なる羨望の念にすぎません。「いいなあ」がイライラに変わるためには、もうひとつ別の要素が必要になります。

それは「あの若さで、あんないいクルマ買えないだろ、普通」という思い、「納得できない」という感情です。

その感情は、次に「きっと何かズルいことをしているに違いない」という想像を引き出し、最終的には「ズルしてるくせに、頭に来るな、アノヤロウ——」という正義感めいた、でもやり場のないイライラや怒り＝嫉妬へと変わっていく。

仕事はできないけどかわいいから人気がある女の子へのイライラにも、同様の構図を当てはめることができます。

「私もチヤホヤされたい」↓「あの子だけチヤホヤされるのは納得できない」↓「きっと〝女の武器〟を使ってるのよ。ムカつく——」といった具合でしょうか。

嫉妬が生むイライラは「不公平」への不満によって倍増

さらにイライラ感を盛り上げるのが、「なんであいつが——」という感情です。

オレだって頑張ってるのに、あいつのほうがモテるし、いい給料をもらっている。

私だってきっちり仕事しているのに、あの子だけがかわいがられる。

嫉妬が生むイライラは、こうした「不公平」への不満によってさらに倍増します。私たちには、程度の差こそあれ、公平や平等を求めたい、不公平には不満を覚えるという気持ちが紛れもなく存在します。

ただ注意が必要なのは、平等と公平というよく似た言葉には、実は大きな違いがあるということ。その違いを認識せずに使われているケースが多く見られます。

簡単に説明すると、「平等」とは、「結果として、みんな同じ」ということです。たとえば、どこでどんな仕事をしても給料は同じ、これが平等です。

「公平」とは、「機会が均等で、結果に対する評価が正当」ということ。たとえば、同じ時間内に成果を上げたのに給料が違うのは「公平ではない」ということになります。

かつての日本の労働形態は「年功序列・終身雇用」が主流でした。先に入社した人、年齢の高い人は給料が多く、仕事ができようができまいが、誰もが定年まで勤めることができる。

これは「同じ会社で働く人は、資質や努力や成果にかかわらず、みんな同じ」という凄まじいまでの平等をもたらし、それが働く者の間で羨望や嫉妬などが起こらないシステムとして機能していたのです。

一方、年功序列・終身雇用とは逆に、能力による年俸制という欧米型の雇用形態は、成果を上げた者が正当に評価されて報われる「公平」なシステムと言えます。

「あいつだけが」「自分だけが」

年功序列・終身雇用の「平等な雇用」と、能力による年俸制の「公平な雇用」。どちらが理想の雇用形態かは一概には言い切れません。

ただ、どちらにしても不満や嫉妬は生まれてきます。

年功序列・終身雇用ならば、仕事ができる人ができない人に対して、「もう少しちゃんと働けよ」「何で同じ給料でオレばかり働かなきゃいけないんだ」という不満が生まれてくることは十分に考えられます。

一方、能力による年俸制というシステムだと、「なぜあいつのほうが高い評価を受けるんだ。自分だって同じ仕事をしているのに」といった評価に対する不満、「何であんなに成果が出せるんだ、癒着でもしてるのか」といった嫉妬などが出てくる可能性があります。

「あいつだけが」「自分だけが」の堂々巡り――。

仕事ができない人、さぼっている人を見るとイラッとするかもしれません。高い評価を受けている人を見ると嫉妬を覚えるかもしれません。

でも、そこでお互いが厳しすぎる査定を下して、ネガティブ感情に取り込まれてしまうと、自分自身も息苦しくなってしまうでしょう。

仕事のできる人はできない人を「養ってやる」くらいの太っ腹なところを見せる。

仕事ができない人は、できる人への評価に嫉妬せず、「なかなかやるな」と認めるぐらいの度量を持つ。

平等がもたらす不公平に、公平がもたらす評価の格差に、寛容になる。

嫉妬から生まれるイライラやネガティブ感情は、お互いにある程度、許容し合っていくことで解消できるのかもしれません。

テンポを乱すものにイラッとする――フローを止められる不快感

コンビニやスーパーのレジで、前のお客さんの品物が多すぎたり、その場でポイントカードを探したりして会計に手間取っていると、(早くしろよ)(何モタモタしてんだよ)(ポイントカードくらい最初に出しておけよ)とイライラする――。

レジの会計などは、わずか三十秒くらいの時間なのですが、それでもイラッとする。その後に予定が入っているわけでもないのに、ついイラッとしてしまう。みなさんも経験があるでしょう。

電話の保留では三十秒、エレベーター待ちなら一分以上待たされると、多くの人がイライラし始めると言います。

そのほかにも赤信号が長い、踏切が開かない、役所の窓口でなかなか名前を呼ばれない、注文した料理が出てこない、携帯電話の通信環境が悪くてＷｅｂサイトへの接続に時間がかかる――。待たされるという状況は、人を大いにイラつかせます。

また、〝待たされるイライラ〟には、スピードの遅さや時間のロスへの苛立ちに加えて、「流れが滞る」ことに起因するケースもあります。

スムーズに流れているのに、その流れが止まってしまうと、その状態や流れを止めているものに対してイライラが募る、ということです。

わかりやすいのが高速道路の渋滞。スイスイとクルマが流れるのが本来なのに、少し動いては止まり、動いては止まりで一向に前に進まない。多くのドライバーは「高速で走れるはずの道路なのに、なんでこんなに渋滞してるんだ」とイライラするでしょう。これは時間のロス以上に、動かないこと、流れが滞っていることに不快感を覚えているのです。

周囲のことを気にせず、時間を忘れて没頭できる気分のいい感覚のことを「フロー体験」と言います。ミハイ・チクセントミハイというハンガリー出身の心理学者が提唱しました。

流れるような感覚で仕事を進められるとき、人は集中し、没頭し、快感を覚え、疲れを感じない。フロー体験が高まっている状態では、人はイライラしません。

ところが、流れに乗ってうまくいっているフロー体験を何かによって邪魔されると、一気に快感が損なわれ、イラッとしてしまうのです。

ますます速まるスピード、テンポ感

たとえば、気分が乗って原稿がスラスラと書けているときに、突然近所で道路工事の爆音が聞こえ始める。どうでもいい勧誘の電話がかかってくる。仕事がはかどっているときに、上司が雑用を言い付けてくる――自分のフロー体験を乱され、いい流れをプツッと断ち切られる状態になったとき、「今、せっかくいい感じなのに、何だよ」と不快に感じるのです。

こうしたフロー体験は、「心地いいテンポ感」と言い換えることもできます。自分のテンポを乱す人、その場の雰囲気を支配しているテンポとズレている人に対してイライラする、ということです。

私は、テレビの情報番組にコメンテーターとして出演することも多いのですが、そういう場で重要なのは、司会者とのやりとりのテンポです。質問に対して、サッとコメントを返す。それがポンポンポンポンと小気味よいテンポでできると、番組全体の流れがグンとよくなります。

私が番組に出演する際には、自分の中で「司会者から質問を振られ答え始めるまでの間は〇・五秒」と意識するようにしています。「どうですか、齋藤先生」と言われてから話し出すまでに一秒かかると、収録現場は「ん？」という空気に、何かにちょっと〝つまずいた〟ような感覚になります。

これが三秒空くと、「あれ、あれ、大丈夫？」となって、一気に番組の流れが滞ってしまいます。番組全体に「何か言ってよ」「早くしゃべれよ」というイライラ感が蔓延してくるのです。

今の世の中は、すべてにおいて、求められるスピードやテンポ感が速くなっています。そして、そこから少しでも遅れたり、ズレたりするとイラッとする。

現代社会におけるスピード感とテンポ感は、想像以上に人の感情を左右する重要な要素となるのです。

ポジティブすぎる人にイラッとする――現実を見ない「無神経」の罪

何でもかんでもポジティブに考える人、ポジティブシンキングばかりしている人を見ると、なぜかイライラしてしまう――こんな経験がある人も多いのではないでしょうか。

本人にとっては〝いいこと〟のつもりのポジティブシンキングが、周囲には大迷惑になっている、というケースはよくあります。

自分のミスで周囲を巻き込んでも「エブリシングオッケー！」「行動したからこその失敗だもの」と我関せず。何を聞いても「大丈夫、何とかなる」を繰り返し、誰かを怒らせ、傷つけても「自分にウソはつけない」と自分らしさばかり主張する。

――そんな能天気なポジティブさを見せつけられると、「なぜそこまで前向きでいられるのか」「その自信はどこから来るのか」「なにを自分勝手な」とうんざりしてしまう。

ポジティブシンキングであることを主張する人にイラつく、ポジティブシンキングを前面に押し出している人にイライラする。それは「自己客観視ができていない人」「自分に都合のいいようにしか物事を考えない人」に対して生まれるネガティブ感情と考えられます。

ポジティブシンキングだけで生きている人、「ポジティブならばすべてオッケー」という発想の人ほど、失敗を反省せず、状況をすべて都合よく考えて、結局は何度も同じ間違いを繰り返し、周囲を呆れさせているもの。

つまり現実が見えていないお気楽な楽観主義が人をイラつかせるのです。

また、ポジティブシンキングを見せられる以上にイライラさせられるのが、ポジティブシンキングを押し付けられたとき。

悩んだり落ち込んだりしている人に、理由も聞かず「悩んでないで前向きに」、ほんの少し愚痴っただけで「ポジティブにならなきゃダメだよ」——。

ポジティブシンキングは確かに感情コントロールにおいてプラス効果となりますが、それはあくまでも自分の生き方としてであり、自発的な意識によるものである場合だけです。

自分ひとりで、自分の心の中だけでポジティブシンキングをする分には何の問題もないのですが、それを他者にも押し付けたり披瀝したりした途端、そのポジティブさは周囲をイライラさせる「ウザさの根源」になってしまいます。

悩む、落ち込む、自己嫌悪に陥る。人間である以上、そうした感情を持つのは当たり前。そうしたネガティブ感情を持つな、感じるな、というのは無理な話です。

そのネガティブ感情の原因が正当なものであれば、それに向き合い、反省し、繰り返さないための準備をする。そのうえでネガティブ感情をいつまでも引きずらず前向きになる。

こうして自分で自分の感情をコントロールする術を身につけるのが、本当の意味でのポジティブシンキング。つまりポジティブシンキングは自分自身だけに課すもの。他人に「そうしろ」などととやかく言われる筋合いのものではありません。

人は誰でもポジティブな面、ネガティブな面の両方を持ち合わせています。そしてその感情のバランスを取りながら生きています。「ネガティブは悪、ポジティブは善」と考えるのはその人の自由ですが、他人にその考えを押し付けるのはお門違いもいいところ。

こうした〝ポジティブシンキング命〟な人にありがちな、他人の気持ちを汲み取れない「無神経さ」も、イライラを生む原因になっているのです。

第二章

ネガティブ感情を見極める

心がザワついたら、身体の感覚に置き換えよう——フォーカシングのすすめ

心に立つさざ波とは、漠然としたネガティブ感情です。激しい怒りや深い憎しみ、大きな絶望というような明確ではっきりした感情ではなく、「なぜか心が晴れない」「なんだか不愉快」「上手く言えないけれど気分が落ち着かない」といった、いわゆる〝名状しがたい〟モヤモヤ感のようなもの。

その漠然とした感情を整理し、コントロールするには、「自分が今、抱えている感情とはどういうものか」を明確化するプロセスが欠かせません。

まず自分の今の心の状態を知り、その言葉にできない感情の正体を明らかにしたうえで向き合う。そうすることで、捉えにくかった感情を質的に変化させることが可能になるのです。

自己感情を明確にする、自分の感情の正体に気づく、そのアプローチのひとつとして注目したいのが、アメリカの臨床心理学者、ユージン・ジェンドリン氏が提唱する「フォーカシング」という方法です。

フォーカシングとは、小さな不安や焦り、怒りや苦手意識、嫌悪感といったザワついた

感情（＝心の中に立ったさざ波）を、「身体の感覚」にフォーカシングしながら（焦点を当てながら）探っていく心理療法のこと。

「目標に達していない営業成績について考えると、肩がずっしり重くなる」

「苦手な上司に呼ばれると、のどがつかえたような感じになる」

「ミスの多い部下を見ていると、背中がムズムズしてくる」――

こうした経験を持つ人も多いでしょう。これらは、心に生まれた漠然とした言葉にできない感情が、身体感覚となって発せられていることの証しと言えます。

それならば感情の正体を探るためには、身体感覚からアプローチするのも効果があるはず。私たち人間の「心」と「身体」はそれほどに分かちがたく、実に密接につながっているのです。

誰かと話しているとき、「のどに何かがつかえて息苦しい感じ」を覚えたら、「この感覚って何だろう」と考えてみる。その相手が苦手な人だったら、「ああ、この感覚がオレの〝苦手意識〟の表れなんだ」と気づくことができます。

「仕事で成功した同僚を見て、祝福しているはずなのに、何だか胸のあたりがモヤモヤする」――そんな感覚を覚えた自分が今持っている感情は何だろうと考え、「ああ、これは嫉妬だ。同期に先を越されたという嫉妬心だ」と気づくこともあるでしょう。

このように、のどのつかえ、胸のモヤモヤという感触を手掛かりにして、「今の自分はこんな感じ」というのを探っていくのがフォーカシングです。

幽霊が怖いのはなぜか。それはその正体がわからない、得体の知れないものだからです。モヤモヤした感情には〝これ〟という形がありません。自分の感情は目に見えません。だから扱いにくいのです。ならば、それを身体感覚という識別できる感覚や、明確な言葉に置き換えてしまえば、その操作も十分可能になります。

「幽霊の 正体見たり 枯れ尾花」と言います。幽霊かと思って気味悪がっていたけれど、よく見たら枯れたススキの穂だった——正体がわからないので気味が悪いけれど、わかってみたら何のことはない、という意味のことわざです。

それと同じで、漠然とした感情の正体が見えて、「ああ、これだったのか」と受け入れられれば、それだけでもざわざわと波立った心が鎮まっていくことがあるのです。

心がザワついたら、鏡を見よう——「メタ認知」で自分の感情を知る

酔っ払ってご機嫌な人はやらないほうがいい〝もったいない行動〟をご存知ですか。そ

れは「鏡を見る」ことです。

居酒屋で酔っ払って大騒ぎしていたのに、トイレの鏡に映ったベロンベロンに泥酔した自分の顔を見た途端、「なんでこんなに大騒ぎしてるんだ、オレは」と我に返る――。せっかくの酔いが一気にさめてしまう、まさにもったいない状況でしょう。

ただ、ここで言えるのは、酔って弾けてハイになった感情に飲み込まれた自分を、鏡の中のもうひとりの自分が見ているという状況下では、瞬時にして心が冷静になる。つまり本来の自分の感情を取り戻せるということです。

自分自身を見つめる〝もうひとりの自分〟をつくるのも、ザワついた感情を鎮め、波立った感情をフラットにするための方法です。

意外なことに、江戸時代にも鏡を見ることの重要性を説いた書物が書かれていました。江戸時代中期、佐賀鍋島藩士・山本常朝が口述し、それを同藩士・田代陣基《つらもと》が筆録しまとめた武士道の書『葉隠《はがくれ》』には、武士こそ、常に鏡を見て身なりを整えるべきだという内容の記述があります。

『葉隠』といえば「武士道といふは死ぬことと見つけたり」が有名ですが、いつ死んでもいいように常に身ぎれいにしておくのが武士のあるべき姿で、そのためには鏡を見るのがよい——とも残しています。その一方では、鏡の中にいるもうひとりの自分を見つめることで、自分の感情を客観視せよ、意識して整えよ、という意味合いも多分に含まれているに違いありません。

鏡を見ることで自らの身体（身だしなみ）と心（自分の感情）を整える。江戸時代の武士が厳しく感情を自制できたのは、自身を冷静に見つめることの大切さを知っていたからなのかもしれません。

また、有名ファッションブランド、シャネルの創業者ココ・シャネルも、常に鏡に映った自分の姿を見ることで、自分の感情を落ち着かせたと言います。

ファッションという華やかな業界の第一線で活躍していたからこそ、彼女はひとりの時間をとても大切にしていました。

パーティ好きなのだけれど、パーティの途中で突然ひとりになりたくなると、「はい、おしまい」などと言ってゲストを帰してしまう。そうやって手に入れたひとりの時間にも鏡を見つめては自分を取り戻したと言います。彼女にとっての鏡は、心の平安を取り戻すために欠かせないアイテムだったのでしょう。

あたかも〝もうひとりの自分が見ている〟かのように自分のことを客観視することを、

脳科学の専門用語で「メタ認知」と言います。自分の思考や行動そのものを対象として客観的に把握する力が、メタ認知能力です。

鏡に映った自分の姿を見ることで、自分の心の状態を知る。これはまさに感情の「メタ認知」に他なりません。

鏡を見る効用は、他人の目に映る自分の姿を確認できるだけでなく、自分の目には映らない自分自身の本当の姿を客観視できることなのです。

心がザワついていると感じたら、まず鏡を見ましょう。そこに映る自分は、不安がっているのか、緊張しているのか、不機嫌になっているのか——どんな自分なのかを観察することでも、心は落ち着きを取り戻します。

たとえば、車の運転中に渋滞にハマってイライラしてきたら、一瞬でもバックミラーをのぞいてみましょう。そこに映るイラついた自分の表情を見ることで、「うわ、オレ、イヤな顔してるな」と思えると、スッと冷静になれるものです。

ストレスの多い時代に生きる現代人にとって、鏡を見るという行為は感情コントロールに不可欠な生活習慣になるのではないかと思います。

心がザワついたら、紙に書こう──感情を〝言葉〟という形に可視化する

自分の感情を客観視するための手段として忘れてはいけないのが「言葉にする」、もっと具体的に言えば「書く」というアプローチです。

とくに何だかイライラする、なぜだかムカつく──そんな心が穏やかでない心理状態に陥ったとき、心を鎮めるのに非常に有効なのが「イラついた理由を書き出す」という対処法です。

とにかく「なぜ自分はイラついているのか」、その考えられる理由をすべて言葉や文章にして書き出してみる。ミスコピー用紙やチラシ広告の裏でかまいません。

たとえば、取引先との打ち合わせでイラついたとしましょう。その後も何だかずっと心がザワついて、気分が晴れない状態が続いています。

こういう心のさざ波の元を、そのままにしておくだけではなかなか波が収まりません。それどころか、心の中で悪い化学反応を起こして突然大波になってしまう（＝感情が爆発してしまう）恐れもあります。

そこで、イライラの理由になったことを思い出して紙に書き出してみましょう。

「取引先から、一方的に納期を早められた」
「向こうの担当者、まだ若いくせに、こっちの立場が弱いからって言いたい放題」
「ウチの部長はヘイコラするばかりで、何も言えない」
「結局、現場で作業するのは私」
「後輩は、他人事みたいな顔で平然としていた」
「疲れているのに、帰りの電車が人身事故でなかなか動かなかった」

――と、いろいろあるでしょう。こうして文字で書くことで、さざ波の原因となっている感情が心の中から取り出されました。しかも目に見えなかった自分の感情が、目に見える〝客観的な〟言葉になった、可視化されたわけです。

次に、書き出した言葉を読んでみましょう。

「ああ、確かにあの言い方は腹が立ったな」「部長、カッコ悪かったよな」「あいつ、ヤル気あるのかよ」「最近、人身事故が多いよな」――こんなことを思うでしょう。

それはすでに自分の感情を客観的に理解・分析し、なぜイライラしたかという原因に理性的に向き合えている証しです。

言うならば、「感情の棚卸《たなおろ》し」です。

棚卸しとは簡単に言えば、抱えている商品の種類や数量など、その在庫を確認すること。それと同じで今、自分が心に抱えているネガティブ感情はどんな種類のものか（不安なのか、怒りなのか、焦りなのか、緊張なのかetc.）、どのくらいのレベルなのか（少し気になるくらいか、仕事が手につかないほどかetc.）などを見つめ直してみるのです。

実際の棚卸しでは、在庫をデータにして伝票にまとめます。感情も同じ。心に残っているネガティブ感情の〝在庫〟を、紙に書き出して確認するのです。

何だかイライラする、どうもモヤモヤするというのは、自分が今、どんな感情を抱えているか、何に対してネガティブなのかが明確ではないから、漠然としたままだから落ち着かないのです。

だからイライラしたら一度、感情の棚卸しをして、「感情の在庫」を書き出してみる。とにかく言葉にしてアウトプットしてみる。

漠然としていたネガティブ感情を可視化して、その正体を明らかにすれば、感情（イライラ）と理性（分析）のバランスをとるために必要な行動も見えてきます。

心がザワついたら、執着を捨てよう――「拒まず、追わず」を実践してみる

考えても仕方ないことは考えない、悩んでも仕方ないことは悩むだけムダ。そんなことを続けていると感情が悪循環を起こしてしまう――誰もが理屈ではわかっています。

しかし、それでもネガティブ感情は、心にそっと忍び込んでくるもの。だから対処が難しいのです。

であれば、いっそのこと、日常生活のなかで一喜一憂するような感情の起伏を削ぎ落としてしまえばいいのではないか。物事への執着をなくしてしまえば、ネガティブ感情からも逃れられるのではないか。心穏やかにいられるのではないか。

感情を捨てるとかロボットのように無感情になるのではなく、やさしさとか慈愛の心は持ち続けながら、物事へのこだわりをなくしていく。そんな生き方ができればいい。

そんな発想を徹底して突き詰めると、仏教のように「すべては無である、空である」という、ある種の悟りに行き着きます。

もちろん、そこまでの境地にたどり着ければ素晴らしいのですが、喜怒哀楽があって、欲があって、煩悩があって、それらを捨て切れないのもまた人間です。私などもまだまだ〝修行〟が足りず、とてもそんな境地には至らないのですが――。

しかし、悟りまで行かないにしても「執着を捨てる」という考え方は、ネガティブ感情を排除し、波立った感情を穏やかにするためのひとつのヒントには大いになり得ます。

わかりやすい例を挙げれば、「来るものは拒まず、去るものは追わず」という心境。

このひと言を金科玉条の如く、自分の心の習慣、心のルールとして徹底したとします。そうすると人は格段に生きやすくなるでしょう。

人間関係でも、来る人はみな受け入れ、去っていく人には別にこだわらない。そうすれば少なくともストーカーにはならなくて済みます。

執着して関係を悪化させてしまうよりも、「相性の問題。ウマが合わなかっただけ」という発想で対処すればいい。「それもまた人生か」と思えれば、そこでムダに感情を乱されることも、心が大きく波打つこともなくなるわけです。

だから、そうなることが難しいんじゃないか——そんな声も聞こえてきそうです。

確かに、そう簡単に「来るものは拒まず、去るものは追わず」になれたら、誰も苦労はしません。しかし、なろうとしてもなれない自分を省みることで、自分の感情を再確認することはできるのです。

来るものを拒んでしまう自分には、相手に対して何かしらの不安や恐れ、違和感を持っていること。

去ろうとしているものを追ってしまう自分には、相手に対して何かしらの執着やこだわり、依存といった感情があるということ。

それがわかれば、なぜそう感じたのかを自分に問いかけることも可能になります。

執着を捨てようとする、こだわりをなくそうとする。その行為が（捨てられなくても、なくせなくても）自分の感情を如実にあぶり出してくれるのです。

「来るものは拒まず、去るものは追わず」になるのはなかなか難しいけれど、そうなろうとすること、そういうスタンスでいようとする姿勢が、自分の感情と向き合う手掛かりになるのです。

坊主が憎いと、本当に袈裟まで憎いのか――ネガティブ感情の元凶を明確に

ネガティブ感情というのは、非常に拡散しやすい性質を持っています。

ひとつの要因に張り付いたネガティブ感情は、知らずに拡散して周囲全体をネガティブ色に染めてしまう。その結果、本来の元凶だったネガティブ感情の在処《ありか》が自分でもわからなくなってしまうことがあります。

たとえば、今の会社はストレスが溜まってイヤだから転職したいという人がいたとしましょう。「会社がイヤ」というのが、その人の持っているネガティブ感情になります。

ただし、「会社がイヤ」というのは、実はかなり大雑把で全体的な感情と言えます。

つまり、その感情はもっと細分化できるだろうということ。そこで、会社の何がイヤなのか、会社のどこがイヤなのかを聞くと、多くの場合、

「仕事自体はイヤではないけれど、面倒な人間関係がイヤ」

「職場の雰囲気はいいけれど、ここではやりたい仕事ができないからイヤ」

「どうしてもそりが合わない上司がいるからイヤ」

「やりたい仕事なんだけど、給料が激安だからイヤ」

——といった答えが返ってきます。

ここで注目すべきは、会社を辞めようと考えさせている「イヤ」は、会社に関わるすべてのものへの「イヤ」ではないということです。

このごろは、絵に描いたようなブラック企業で、会社の何もかもがイヤというケースもあるでしょうが、多くの場合は「会社の○○がイヤ」という、より具体的な理由があるものです。

「仕事内容」への感情と「人間関係」への感情は別物なのに、一方にネガティブ感情を持つと、どちらも一緒くたになって「会社がイヤ」という気持ちになってしまうのです。

「とにかく会社がイヤ」という状態では、今の会社は何が自分に合わなかったのかが不明確になりがちです。自分がポジティブ感情を持って取り組めるのはどんな環境なのかを検討するのも難しい。そのまま転職しても上手くいかずに、転職を繰り返す可能性も高くなるでしょう。

ネガティブ感情は拡散する

何かひとつイヤなことがあると、他の仕事とか他の人間関係まで「何もかもイヤだ」と思ってしまう、そうした気分はおそらく誰にでもあるでしょう。私も、いろいろなことで落ち込み、ときには「ああ、何もかも、もうイヤになった」などと口にすることがあります。

ただ、ここで重要なのは、口ではそう言っても、本当にそうなのかということです。

そこで「確かにそんな気分なんだけど、本当に〝何もかも〟がイヤなのかな？」――そう自分に問いかけてみる。何もかもって言ったけれど、「この部分はどう？」「この部分はどう?」――と改めて整理してみます。

こうして「何もかも」の部分を一個一個整理していくと、

「考えてみれば、それは別にイヤじゃないな」

「この人も嫌いというわけじゃない」

「これは不可抗力だから仕方ないよな」

という具合に、本当にイヤなことと、勢いでイヤの範疇に入れてしまっていた〝本当はイヤではないこと〟が仕分けされていくのです。

すると自然に「イヤな気分の中核は、コイツだったのか」という一点が見えてきます。

「少なくとも〝何もかも〟がイヤではない。このことだけがイヤだったんだ」というネガティブ感情の元凶があぶり出されてくる。

この感情整理ができると、元凶についてはすぐに解消できないかもしれないけれど、とりあえず他のことにまで「イヤ」というネガティブ感情を波及させるのはやめよう、という気持ちになれるものです。

大事なのは、ネガティブ感情は拡散するということを理解すること。

自分の感情をネガティブにしている本来の元凶を改めて明確にすること。

そして、拡散によって広がった後付けのネガティブ感情とは切り離すこと。

「それはそれ、これはこれ」というスタンスで感情と向き合うことです。

「坊主憎けりゃ袈裟まで憎い」の喩えもありますが、イヤなことがひとつあってネガティブ感情が生まれると、周囲のもの——とくにネガティブ感情を抱いていないもの——にまでその感情が広がってしまうものです。

だからまず、本当に憎い「坊主本人」から、本当は憎くない「袈裟」を切り離す。坊主とどう向き合うか（＝ネガティブ感情とどう向き合うか）を考えるのは、それからです。

自分でコントロールできるか——ネガティブ感情は「混ぜるな、危険」

ごみは収集所に出す前に「分別」するのが、今や社会のルールです。たとえば「燃えるごみ」と「燃えないごみ」「資源ごみ」をきちんと分別しておけば、燃えるごみはすべてが焼却処分され、燃えないごみは埋め立てられ、資源ごみはリサイクルされるなど、スムーズに処分ができます。

ところが処分方法が異なるごみを、分別せずに何でもかんでも一緒に出すとどうなるか。

燃やせるものも燃やせないものも混ざっていると、スムーズな処理作業が行えません。

場合によってはごみ収集車が持っていかずに放置され、処分されないこともあるでしょう。そうなると異臭を放つ、猫やカラスなどに荒らされるなど、ごみそのものが周囲に大きな迷惑を及ぼすことにもなりかねません。

――話が逸《そ》れましたが、ネガティブ感情も同じなのです。

何かしらネガティブ感情が生まれるような問題に直面したときに陥りがちなのが、「感情を混同する」という落とし穴です。種類が異なる感情をあれもこれも混ぜて一緒くたにすることで、本質的な問題に対する感情の整理や対処法を見失ってしまうことが少なくありません。

とくに混同しやすいのが、自分がコントロールできる問題に対する感情と、自分ではコントロールできない問題への感情です。

たとえば、担当していた取引先のひとつが倒産してしまい、その影響もあってノルマが達成できるかどうか不安になっているとしましょう。

このときにまず大切なのは、取引先の倒産自体は一〇〇パーセント相手の都合で、その人にどうにかできる問題ではないということ。つまり、自分でコントロールできない問題です。

ただし、取引先はひとつではありません。他の取引先にも営業をかければ、ノルマも達成できるかもしれない。つまりノルマ未達成への不安は、自分でコントロールしようと思えばなんとかできる問題なのです。

自分がコントロールできない問題に張り付いた感情。自分でどうにかできる問題に張り付いた感情。このふたつの感情への対処法は、当然のことながら大きく異なります。

これらを一緒くたに混ぜて捉えれば、対処法がごちゃごちゃになって感情の整理がつきにくくなってしまうでしょう。

そこで重要なのは、ネガティブな感情を生んでいる元凶が、自分でコントロールできることなのか、それともコントロールできないことなのかを見極めることです。

そして、家庭ごみを「燃えるごみ」「燃えないごみ」などと分けるように、ネガティブ感情の元凶も種類別に〝分別〟するのです。

コントロールできない元凶に対する最善の対処法は、「あれこれ悩んでも仕方がないこと」「悩んだり焦ったりしてもどうしようもないこと」だという開き直りです。

自分の責任外の事態なのだとわかっているのだから、そのことでネガティブになるのはもったいない、と考えて気持ちを切り替える。「意味がないから悩むのはやめよう」と自分に言い聞かせる。

そして、そのことでネガティブ感情になる時間やエネルギーを、自分がコントロールできることに向ければいいのです。

仕事がデキる人は感情の分別ができる人

ビジネスパーソンであれば、会社の人事異動というのも自分でコントロールできないことのひとつでしょう。

私は出版社の方とのお付き合いも多いのですが、あるとき、一緒に仕事をしていた編集部の人が、人事異動で、紙の仕入れや管理をする部署に移ったことがありました。

「本をつくる仕事から、本づくりを支える仕事に変わったけど、初めての部署でうまくやっているのかな」と気にしていたのですが、異動後しばらくして会ったら、「今ではすっかり書籍の紙の専門家ですよ。これがまたおもしろくて」とすごく充実している感じが伝わってきて、思わず嬉しくなったという経験があります。

その人は、本当は編集の仕事を続けたかったのではないかと思います。どこかでネガティブ感情にとらわれた時期があったかもしれません。

でも会社員である以上、人事異動は宿命で、それは自分ではコントロールできないものだという潔さを持っていたのでしょう。

それならば、異動した先で新しい仕事を覚え、新しいことを学び、新しいおもしろさを知る――自分がコントロールできることに一生懸命に取り組んだのです。

ああ、仕事がデキる人は、潔く感情の分別ができる人なのだ、と納得したものです。

コントロールできるものへの感情とできないものへの感情は「混ぜたら危険」なもの。

自分には非がなく、偶然起こった外的要因によるアンラッキーなのに、自分の能力の低さとか運の悪さに結び付けて落ち込み、悩んでしまう――。だから、
済んだことは変えられない。

終わった過去は変えられない。

つまり、それに悩むのは意味がない。

ならば、できること、変えられることに目を向けたほうがいい。

ネガティブ感情の元凶が「考えたって意味がないこと」「落ち込んだって仕方がないこと」か、「自分でなんとかできること」「頑張れば変えられること」なのかをはっきりと分別するだけでも、ネガティブな心のさざ波は、かなり鎮まってくるでしょう。

第三章

ネガティブ感情を浄化する

心のフィルターの目詰まりを洗い流す──カタルシス（浄化）のすすめ

心にさざ波が立ってイライラしたり、不安や不機嫌になったりといった平穏ではないストレス状態が続くと、心の奥深くに泥や澱のようにどんよりした感情が溜まっていきます。いわば、心の中にある「わだかまり」です。

沈澱したネガティブ感情＝わだかまりが溜まりすぎると、当然ながら、心にも身体にも悪影響が出てきます。場合によってはうつ病や心身症などの原因にもなりかねません。

では、「心に沈澱したわだかまり」を解消するにはどうしたらいいか。そのための方法のひとつに挙げられるのが、「カタルシス」という発想です。

カタルシスとは、「心の浄化」という意味。つまり、心の中に澱んでいるネガティブ感情という沈澱物を洗い流し、悩みや不安、怒りといった感情を吐き出すことで、心のさざ波を鎮めようというアプローチです。

体内の有害物質を排泄するというニュアンスもあり、フロイトも精神分析の用語として使っています。

エアコンや空気清浄機、掃除機にはホコリなどを取り除くフィルターが付いています。

そしてフィルターが目詰まりを起こすと、故障や誤作動の原因になってしまいます。

それと同じで、心にもネガティブ感情を取り除く理性のフィルターがあると考えてみましょう。

心が元気なときはフィルターが正常に機能して、毎日の些細な出来事から生じるネガティブ感情を取り除きます。そのため、不安や焦りなどのザワつきを感じても、「前向きに頑張ろう」というポジティブ思考になれます。

しかし、ネガティブ感情が大きかったり何度も積み重なったりすると、心のフィルターが目詰まりを起こして、ポジティブ要素を取り除いてネガティブ要素だけ通してしまいます。

すると、元気なときには気にならなかったような些細なことでもドーンと落ち込んだり、訳もなくイライラついたり、不安で仕方なくなったりするのです。

カタルシス（浄化）とは、そうした心のフィルターの目に詰まった汚れのようなネガティブ感情を洗い流す取り組みと言ってもいいでしょう。

日本人に向いている「カタルシス（浄化）」という発想

カタルシスは、日本人にとって非常に受け入れやすい理論だと私は考えます。なぜなら、日本の宗教＝神道の基本にあるのが「とりあえず洗い流す」という考え方だからです。

古来、神社に参拝するときには、近くの川や湧き水で手を清めていました。伊勢神宮では現在でも参宮の際には、内宮の西端を流れる五十鈴川《いすずがわ》に設けられた御手洗《みたらし》場で心身を清める習わしが残っています。また、ほかの神社にも参拝前に手を洗い、口をすすいで身を清めるための手水舎《ちょうずや》が設けられています。

この習わしは、「洗う」ことによって穢れを落とすという考え方の表れです。「穢れを落とす」ということで言えば、神道の常若《とこわか》（常に若々しく新鮮な状態でいること）という精神もそのひとつです。

つまり、古いものは新しくすることで穢れが取り払われるということ。伊勢神宮で二十年に一度、式年遷宮が行われる理由のひとつには、建物をつくり替えて新しくすることで「老朽化」という穢れを取り払うとする考え方もあるのです。

神道の「穢れ」に近い概念として、キリスト教の「原罪」がありますが、両者の基本的な考え方は大きく異なります。

原罪はアダムとイブが神の命令に背いて禁断の果実を口にした罪であり、「すべての人間が生まれながらにして負っている、逃れようのない罪」のこと。つまり、洗おうが何をしようが消えないものです。

それに対して神道の穢れは「洗い流せば落とせる」という、比較的あっさりした考え方と言ってもいいかもしれません。

そうした神道の精神が、ごく自然に心の奥深くに根付いている日本人にとって、洗い流す（浄化する）ことで心を鎮めるカタルシスが、非常に馴染みやすい感情整理の方法だというのは、あながち間違っていないと思うのです。

ここからは、心をザワつかせるネガティブ感情を洗い流す「感情カタルシス」の方法について検証してみます。

感情カタルシス①――愚痴る

愚痴の効用――ネガティブ感情を吐き出す心のデトックス

感情を整理するとき、言葉にするのは非常に効果的なプロセスです。第二章では、「言葉に書き出すことで自分の感情を客観視できる」と述べましたが、さらに進んで、言葉にして客観視したネガティブ感情を浄化する（カタルシスを得る）ための方法があります。

それは言葉を「声に出す」こと、声に出して「話す」こと。ネガティブ感情を言葉にして話す、つまり「愚痴を言う」ということです。

顔を合わせるたびに愚痴ばかり言っているけれど、その割に元気で、「本当は悩んでなんかいないんじゃないの」と思わせるような人は結構いるでしょう。

腹が立ったけれど、友だちにそのことについて思い切り愚痴ったらスッキリしたという経験のある人も多いはずです。話したところで怒りの元凶である出来事そのものは解決しなくても、それでも何だかストレスが解消されるものです。

それはなぜか。

愚痴という形（言葉）で心の外に吐き出すことで、心の中に鬱積し始めたネガティブ感情が浄化されている（＝カタルシスを得ている）からなのです。

ネガティブ感情を「メンタルに悪影響を及ぼす毒素」と考えれば、愚痴は心のデトックスとも言えます。

誰かに向かって愚痴をこぼす自分を思い出してみてください。

そのとき、自分の心の内をわかってもらいたくて、自然と言葉を選んで話していませんか。

さらには、

「これこれこうで、こういうことがあって、ここであの人が出てきて、こんなことを、こんな言い方で言ってきた。頭に来るよ、まったく――」

などと、どうして自分はこんなネガティブ感情を持ってしまったのか（怒っているのか、不安なのかetc.）、自分なりに筋道をつけて、順序立てて話そうとしていませんか。

言葉にしたネガティブ感情を「吐き出す」とき、つまり愚痴を言う段階で、私たちは自分の感情をかなり整理できているのです。

ネガティブ感情が言葉にできないまま、心の内側でモヤモヤと渦巻いている状態が、いちばんつらくてストレスが溜まります。

それが、たくさんの言葉のなかから、今の自分の感情にフィットした表現を見つけることができたとき、そして、その言葉が「声」という形になってアウトプットされたとき、心の中がスーッと楽になります。

「なぁんだ、自分はこんなちっぽけなことに腹を立てていたのか」

「今思えば、こっちにだって非があったかもしれない」

「まあ、向こうの言い分もわからないではないよね」

と、自分でも驚くほど冷静になれるもの。心に立ったざわざわしたさざ波が、スーッと引いていくものです。

自分の感情を（無意識に整理しながら）吐露し尽くすと、感情が浄化される。これが、愚痴の効用による感情のカタルシスなのです。

仏壇に向かって語りかける

感情を吐露するという意味では、独り言も効用がないわけではありませんが、時と場所を考えないと周囲に奇妙な印象を与えかねないので、できれば誰かに話すという方法を取ったほうがいいでしょう。

その相手は、ときには誰かではなく「別の何か」でもいいわけです。わかりやすいのが「仏壇」です。仏壇に向かって語りかけるのは、傍から見れば独り言なのですが、まったく奇妙な感じには見えません。

多くの人は、亡くなった人が本当に〝仏壇にいる〟というのは虚構なのだとわかっています。しかし、そこにその魂の存在を感じて話しかける。「○○の成績がなかなか上がらなくて。困ったものです」「○○ちゃんの夫婦、うまくいってないんですよ」「おじいちゃん、○○の就職が決まりましたよ」と、相談をする、報告をする、愚痴をこぼす。

もちろん、何か答えが返ってくるということはありません。しかし亡くなった人に心の内を聞いてもらえるだけで、心は穏やかになっていくものです。

亡くなった人に話しかけることで、自分の感情を整理できる。

最近では仏壇のある家自体が少なくなってきていますが、亡くなった人の魂が宿るという仏壇は、残された人たちの感情のやり場として大きな存在であり、心の安寧にとってもいい影響を与える「心情吐露を受け止める機能」もあるのです。

誰かと分かち合うことで、ネガティブ感情が浄化される

感情カタルシスの手段としての「愚痴」がよりよく機能するために重要なのが、「聞き手」の存在です。

悩みや不安を自分の内側だけに抱え込んで誰にも話すことができない、ネガティブ感情を吐露する相手がいない、愚痴る人がいない――というのは、メンタル的にもなかなか厳しいものがあります。

感情というのは、誰かと「分かち合う」ことで変容していくものです。

野球、バレーボールなどのチームスポーツで、ハイタッチやグータッチをしているシーンを見たことがあるでしょう。こうした動作は、基本的にいいプレーをした選手を「ナイス！」と称賛することで、チームとしての一体感を高めるために行われます。

ところが、逆にミスが出たときにもグータッチをすることがあります。

たとえばバレーボールでは、誰かがサーブやスパイクで失敗したときにグータッチをする、ミスした選手がベンチに戻ったときにも周囲が笑顔のグータッチで迎える、というシーンがよく見られます。

ミスしたことでネガティブ感情を持ってしまい、それが次のプレーにまで影響するとい

うのはスポーツではよくあること。そこで、そうならないように「ドンマイ、ドンマイ、大丈夫、気にしない」という意味を込めて、ミスしたときにもグータッチをするのです。

成功の喜びだけでなく、失敗の落胆も「気にしないでいいよ」とチーム全体で分かち合う。そうすることで失敗した選手の心の負担が軽減されるという効果があるのです。

互いに感情の語り手、聞き手になり合う

原始の時代からずっと群れを作って生活してきた人間は、そもそも個の感情を集団全体で共有するということを非常に重要視します。

誰かの食物がなければみんなが飢えを感じ、食物が手に入ったらみんなが喜ぶ。人間にとって集団と個の関係は、そういう感情の共有でもあるのです。

以前に見たＮＨＫスペシャル『病の起源』シリーズ第３集「うつ病」が印象的でした。この番組では、なぜ私たちはうつ病になるのかという問いの答えを、五億二千万年前に誕生した魚の研究を参考に考えていました。魚でも、ある条件のもとでうつ状態になることがあるというのです。そして二億二千万年前に誕生した哺乳類は、群れを作り、外敵から身を守る社会性を発達させたことによって孤独に弱くなり、うつ病になりやすくなったと

番組は紹介しました。

興味深かったのは、現在でも狩猟や採集での生活を営んでいるアフリカのある部族では、獲物をその共同体のなかで完全に平等に分けて暮らしていて、その部族には、うつ病が存在しないということでした。

あまり多くの獲物が捕れず、部族全体でかなり厳しい生活をしているのですが、どんなに空腹であっても、捕れた獲物は全員で平等に分かち合う。

圧倒的な貧しさや慢性的な物質的不足のなかで暮らしているにもかかわらず、心を病む人がひとりも出てこないのはなぜか。

それは、分かち合うことで他者との格差が生じず、「自分だけが損をした」「自分だけが得をした」といった不満や羨み、後ろめたさといったストレスが生まれないからではないか——番組ではそうした検証がなされていました。

話を戻しましょう。

分かち合うからストレスにならない——ネガティブ感情も同じなのではないでしょうか。

ネガティブ感情も、他者と（みんなと）共有し、完全に平等とまではいかなくても互いに分かち合うことで、ストレスにならずにスーッと溶解していくのです。

分かち合うということは当然ながら、自分だけが感情を吐露するのではなく、同時に相手の感情の聞き手にもなるということ。互いに感情の語り手に、そして聞き手になり合うということです。

とくに女性同士の場合、誰かがひとしきり愚痴ったら「じゃあ、次は私の番」、それが済んだら、「今度は私に言わせてもらうわ」「私の話も聞いてくれる?」――と順番に愚痴り合う傾向があります。

しまいには、誰がどんな愚痴を言っていたか、「?」になることもあるかもしれません。でも、それでもいいのです。「みんなで愚痴り合ったらスッキリしたね」でいいのです。

互いに愚痴をこぼし合い、聞き合う。そうしたコミュニティにいることで、すでに愚痴によるカタルシスが生まれているのですから。

〝持ちつ持たれつ〟で感情を分かち合える、感情のキャッチボールができる、愚痴を言い合える――。他者とのそうした関係性が、自分のネガティブ感情を浄化するための心のセーフティネットになるのです。

相談するだけで元気になる――カウンセリングの役割とは

愚痴による感情カタルシスに欠かせない、分かち合える聞き手の存在。そうした愚痴の聞き手を仕事にしている人がいます。カウンセラーという職業の人たちです。

アメリカでは、悩みや不安など心に何かしら問題を抱えたときにカウンセリングを受けることは珍しくありません。多くの人が「ちょっと話を聞いてくれる？」というぐらい気軽にカウンセラーを訪ねています。

アメリカ人にとってカウンセリングは、日常生活でストレスを溜めないための当たり前の行為であり、カウンセラーは愚痴の聞き手、感情を分かち合う相手。それは弁護士に頼るのと同じで、個人の自己管理に欠かせない重要なパートナーなのです。

一方、日本では、カウンセラーというといまだにうつ病の人を診る仕事といったイメージが根強く、カウンセリングに対する理解度もまだまだ低いと言えます。

また、これまでの日本は、いわゆる日本的な家族関係や人間関係、コミュニティづくりなどがあったことで、完全個人主義のアメリカのように日常的なカウンセリングが必要なほどハードでストレスフルな社会ではなかったのではないでしょうか。それゆえ個人の感情整理をサポートするビジネスが成立しなかった。

カウンセラーへの理解度が低いことには、そういった側面もあるのかもしれません。

ただ、日本にも昔から、ビジネスとしてのカウンセラーではなく、立場や役目として相談相手や吐き出した感情の聞き役を引き受けていた人たちがいます。

たとえば、お寺の僧侶、お坊さんもその立場の人です。

本来、お寺というのは人々の悩みや不安の打ち明け場所でもあり、お坊さんはその聞き手でもあります。よく駆け込み寺などと言いますが、お寺でお坊さんに話を聞いてもらうのは、まさにカウンセリング、感情整理そのものなのです。

お坊さんに聞くと、相談に来る人々の多くは、明確な解決方法を教えてほしいとか、どうしたらいいか具体的な対処法を授けてほしいというのではなく、「とにかく胸の内を聞いてほしい」のだと言います。

そして自分の心の内を語り、聞いてもらううちに感情の整理がついて、いつしか自分自身で悩みや問題に立ち向かう気力が芽生えてくるのだとか。

実際、悩みを人に相談しているうちに自身の感情が整理されて、結果的に聞き手が助言をしなくても、「そうか、ではこうしてみます」と自分で決断できるケースがよくあるようです。

人間には感情の自然治癒力も備わっている

人間の身体には、夜寝ている間に寝返りを打ったりすることで体温の調節や血液循環の滞りを防ぐなど、無意識にバランスを保とうとする調整機能があります。

また、もし何かしらの軽い異常が生じても、それを自然に治そうとする力＝自然治癒力が働きます。

感情もそれと似ていて、人に話す、聞いてもらうというプロセスを経ることで、無意識のうちに整理され、前向きでポジティブな感情が戻ってくる――。人間には身体だけでなく、感情のバランスを保とうとする調整機能、凹んだ気分を回復させる感情の自然治癒力も備わっているのではないでしょうか。

アメリカのカウンセラーにせよ、日本のお坊さんにせよ、信頼できる聞き手に話すことで、私たちの感情の調整機能と自然治癒力はより一層発揮されるのだと思います。

最近では「寺カフェ」といって、お寺にあったり、お坊さんが働いているカフェやバーが注目を集めています。そこには「お寺はまだ敷居が高いけれどカフェなら大丈夫」という人たちが、「話を聞いてほしくて」集まるのだとか。

ザワついたネガティブ感情にとらわれたとき、やはり人は誰しも「頼れる聞き手」を探そうとするのです。

意味のない雑談が、カタルシス&デトックスを促す

愚痴を誰かに聞いてもらって、思い切り吐き出してスッキリするのは、心のデトックスになり、ネガティブ感情のカタルシスをもたらしてくれるのは前述したとおりです。

しかし、愚痴に限らずとも、誰かと悩みとはまったく関係ない他愛のない会話をするだけで、人は十分にストレス解消できるものです。

私は事あるごとに「コミュニケーションにおける雑談の効用、雑談力を大事にしよう」と申し上げています。

実は、雑談とは人間関係の潤滑油であると同時に、ネガティブ感情を鎮め、心のデトックスを促すという効果も兼ね備えているのです。

世間話でもうわさ話でも何でもいい。心を悩ませていることと無関係の雑談に身を投じることで、心を落ち着かせることができるのです。

プロスポーツ選手には、自分がやっている競技のことをまったく知らない人と結婚するケースがあります。たとえばプロ野球選手がスランプに陥っても、帰宅して野球がよくわ

からない奥さんと、野球とは関係のない何気ない会話をすることで心が癒される、そんなこともあると言います。

先に述べた「愚痴の分かち合い」もそうですが、こうした意味のない雑談をするのも女性のほうが得意。「スッキリすること」を共通の目的に、上手におしゃべりしているように見受けられます。

一方、意味のない雑談が苦手なのが男性です。そもそも男性の脳は「ものごとを論理的に思考する」という特徴を持っているため、どうしても雑談に意味を求めがち。話の内容に論理や整合性、結論などを求めて、かえって疲れてしまうこともあります。

それに対し、「男はベラベラとしゃべらないのが美学」といった考え方を持っている人も、いまだに少なくありません。

しかし、人間は会話でコミュニケーションし、会話で癒され、会話に励まされる生き物です。会話で傷つくこともあるけれど、それ以上に会話に救われる、そんな生き物です。「意味のないおしゃべり」には、実は大きな意味があるのです。

心にわだかまりがあるときは、誰かと「ムダ話」をしてください。会社の同僚でも、後輩や部下でもいい。ご近所の知り合いや友人でもいい。毎日のあいさつに、ちょっとだけプラスアルファした、どうでもいい話をしてみてください。

本当は、人は誰もが〝話したがり屋〟だと、私は思っています。

同僚や部下との雑談は苦手でも、行きつけの居酒屋の大将やスナックのママとは世間話で盛り上がれる。それが楽しいから、つい毎晩のようにまっすぐ帰宅せずに寄り道してしまう。そんな男性も多いのではないでしょうか。

それならそれでいいのです。天気の話でも、昨夜のプロ野球の話でも、街の情報でもいい。抱えているネガティブ感情とは関係のない話なら何だってかまいません。

テーマや内容はともかくまず誰かと話す、という行為が大事なのですから。

何の関係もない雑談をすることで、心の中のちょっとしたガス抜きができます。イヤなこと、不安なこと、腹の立つことなどで張りつめた〝心の膨張感〟をやさしく抑えてくれるのも雑談の力なのです。

感情カタルシス②――歌う

カラオケが救う現代人の感情――誰もが大声を出せるという功績

スポーツ観戦に行って大声で応援したり、ジェットコースターで絶叫したり、山の頂上から叫んだりすると心がスッキリする経験は誰にでもあるでしょう。

「声に出して話す」にも通じる部分があるのですが、「大きな声を出す」というのもストレス解消に効果がある行為のひとつです。

大声を出すとおなかの筋肉と一緒に横隔膜も動き、横隔膜が動くと自律神経が刺激されて交感神経と副交感神経のバランスがとれるからとも言われています。

とはいえ、普段の生活では叫ぶほどの大きな声を出せる場所がないというのが現実です。家や職場や道端で叫んだりすれば、周囲の迷惑どころか通報されかねません。

そんな現代人にとって、手軽に大声を出せるシチュエーション、それがカラオケです。

好き嫌いや得手不得手はあると思いますが、お気に入りの歌を大きな声で歌った後のスッキリした爽快感、これぞまさにカタルシス以外の何ものでもありません。

カラオケは日本が生んだもっとも偉大で画期的な文化のひとつ、私はそう思っています。伴奏のオーケストラだけ残して歌を抜けばいいというシンプルで、でも誰も考えつかなかった発想が音楽文化を大きく変え、「KARAOKE」は世界共通語になったのです。

それまでは、才能のある選ばれた歌い手だけに独占されていた「オーケストラをバックにして大きな声で歌う」という贅沢な行為が、一気に身近なものになりました。

誰もが主役になれる時代が到来した――それは大げさに言えば、理想的な民主主義のひな形が生まれたと言ってもいいくらいのことなのです。

それと同時に、カラオケの誕生によって私たちは、誰もが街中で人目をはばからずに大声を出せる場所を得ました。

いい音楽、好きな曲を聴くことで心を癒していたのが、自分が歌うことで癒されるようになった。聴くよりも大きな声で気分よく歌うことで、より大きなカタルシスを得られるようになったのです。

「歌う」は「訴う」。自分の歌は聴く人以上に自分の心に響く

なぜ私たちはカラオケを歌うことでカタルシスを得られるのか。「大声を出す」以外に

注目すべきポイントはふたつあると私は考えます。

ひとつは「感情移入」です。

なぜその歌をカラオケで歌うの？――そう聞くと、「歌詞に共感できる」「歌の持っているメッセージに励まされて、元気をもらえる」といった答えが返ってきます。

たとえば、カラオケで根強い人気を誇るＳＭＡＰの『世界に一つだけの花』。この歌を歌う人の多くは、「一番にならなくても、自分らしく生きればいいんだよ」というメッセージに共感し、自分自身を励ましているのです。

あるいは、失恋ソングの定番になっているＪＵＪＵの『さよならの代わりに』という歌。恋に破れたときに歌う人は、「一緒にいても心が離れていくのはどうして？」という歌詞の世界に、「そうなのよ、そういうことなのよ」と共感することで自分の感情を癒そうとしているのではないでしょうか。

「歌う」の語源は「訴う」だとも言われています。つまり歌うとは、心に、感情に、何かを訴えかけること、働きかけること。しかも聴く人だけでなく、それ以上に歌っている人自身の心にも大きな影響を及ぼす作用があるのです。

歌詞に描かれる言葉や世界観に共感し、それを自ら歌う。歌に感情移入し、自分へのメッセージを歌に託して、自分の現実的な感情を元気づけたり、なぐさめたりすることで、感情は次第に浄化されていく。歌うことで現代人の心のさざ波が凪いでいくのです。

そしてもうひとつ、カラオケが感情カタルシスをもたらすポイントは「自己表現」です。

前述したように、カラオケの誕生はすべての人に「主役になるチャンス」をもたらしました。言い方を換えれば、誰もがＡＫＢ48の〝センター〟に立てるようになったのです。

それは、「目立たないこと」「表舞台よりも裏方」を良しとしてきた日本人にとって、非常に大きな変化だったと言えるでしょう。

日本人だって本当は心の底に持っていた「自分を表現したい」という潜在的欲求がカラオケによって満たされたのです。

心の奥に押し込めていたストレス、言いたくても言えない思いを歌に託して表現できる。

普段の生活ではなかなか言えないようなことも、歌になっていれば言える。

歌という虚構世界、フィクションの世界を借りれば、言いたいことが言える――。

心に抱えたネガティブ感情を、感情移入と自己表現という手段で解放できる快感、カラオケにはそれがあるのです。

歌うカタルシスのメッカ、カラオケスナックとカラオケボックス

ビジネスパーソンのなかには、会社や仕事先で何かイヤなことがあった日には、帰りにカラオケスナックで一杯やって、好きな歌を歌い上げ、心のモヤモヤやストレスを軽減させる、という人も少なくないでしょう。

お世辞にも歌がうまいとは言えない。でも大きな声で歌いたい。ウソだとわかっていても「〇〇ちゃん、ステキね」とほめられていい気分になりたい。

カラオケスナックのママさんたちは、ストレスを抱えた現代人のそんなささやかなカタルシス願望を叶えてくれます。

毎日毎晩では家で怒られるかもしれませんが、ときにはこうした息抜きも必要です。ネガティブ感情はあまり溜め込まず、小出しに吐き出して浄化する。うまく浄化して次に、またうまく浄化して次にという感じで、ネガティブ感情が宿便のように溜まらないうちに、まだ軽いうちに浄化しておくことが大事です。

ですから、心が穏やかならぬ日には、どこかで心をサササッと洗ってから帰る。カラオケで盛り上がるというプロセスを踏むことで、仕事で感じたイヤな思いやネガティブ感情を自宅に持ち込まずに済む。仕事のストレスを家庭の外で発散する。

これはある意味、現代人に求められる社会生活を送るうえで、ひとつの作法と言えないこともないのです。

一方で、若い人たちにとってカラオケと言えば、やはりカラオケボックスでしょう。居酒屋感覚で気軽に入れて、周囲を気にせずに仲間たちだけで自由に楽しめる、定番のアミューズメントスポットです。

仲間同士で歌いまくってバーンと盛り上がるカラオケは、スナックでママやほかのお客さんが聴いているなかで歌うのとは違った快感があり、違った感情カタルシスを得ることができます。

カラオケボックスが登場してブームになったのは一九九〇年代でしょうか。個室で自由に歌って遊べる娯楽空間はまたたく間に大人気になりました。こうした施設は、日本にとって大きなプラスになっていると、私は思っています。

若い人たちは経験があると思いますが、仲間と盛り上がるカラオケボックスは、一種の「お祭り」です。みんなノリノリで歌って叫んで踊って、エネルギーを出し切って、燃焼し切る――極度にヒートアップした非日常的な興奮状態になっているわけです。

ぶつかり合うように担がれて通りを練り歩く神輿、ふんどし姿の勇ましい男衆やハッピ姿の粋な女衆が掛ける威勢のいい掛け声、沿道から送られる歓声——実際の祭りの興奮がギュッと凝縮されて、カラオケボックスの中で再現されているようなもの。

そこにあるのは、普段の生活にはない感情の爆発、いわば〝感情のドカン〟です。このドカンに、日頃のネガティブ感情を一気に吹き飛ばす大きなパワーがあるのです。

感情のドカンがあると、心にモヤモヤがあっても「何だか、めちゃめちゃ楽しい！」というプラスの感情がだんだんと優位になっていきます。

マラソンやジョギングをしていて、身体が苦しい状態をガマンして走り続けると、ある時点から快感を覚えるようになる——いわゆる「ランナーズハイ」です。

これには幸福感をもたらす脳内ホルモンが関係しているとされているのですが、カラオケボックスでの感情ドカンも、これと似たような状態なのではないでしょうか。

大声で熱唱し、仲間と大騒ぎすることで脳内ホルモンが分泌され、ランナーズハイに近い感覚になるのかもしれません。言ってみれば「カラオケハイ」でしょう。

宗教学者の鎌田東二さんは『歌と宗教』という本で、すべての宗教の中に歌があり、歌＝命だと言っています。鎌田さんは神道ソングライターとしてご自分でも歌っています。

歌うことは「祝祭」なのです。

感情をドカンと弾けさせることで、ちょっとしたネガティブ感情など心から追い払ってしまう、浄化してしまう。

いつでも手軽に祭りの夜の興奮状態を得られる、「プチ祭り」ができるカラオケボックスは、感情カタルシスのメッカと言えるかもしれません。

感情カタルシス③――芸術に触れる

誰かの悲劇を観るとスッキリする――「自分のほうがマシ」という心理

心が凹むような出来事があったとき、自分よりも大変な状態に置かれた人の話を聞くと「ああ、自分はあの人ほどじゃないな」と感じて気持ちが少し楽になる。他人の自分より大きな感情に触れると、相対的に自分の感情が小さなものに思えてくる。

人間の感情には、ときにそうした現象が起こります。

私はつらいことやイヤなことがあったりすると、よく映画を観に行きます。

ヒューマンドラマやサスペンスなど観るジャンルはさまざまですが、すべてに共通しているのは、そのフィクションの世界がものすごく大きな感情のかたまりだということ。

喜び、悲しみ、慈しみ、怒り、苦しみ――人間の持つ感情の起伏、その集大成なのです。映画のなかの膨大な感情のかたまりに触れて、自分のネガティブ感情を相対的に小さくしたい。私が凹んだときに映画を観たくなるのは、そうした効果もあるのだと思っています。

主人公の悲劇を観て、「自分のほうが恵まれている」「自分の問題はあれほどヒドくない」と思い、サスペンス映画の惨劇を観て「今の自分は、この犯人ほど追い込まれてはいない」「自分も大変だけど、人が死ぬほどのことじゃない」と思う。

そのときの私は、映画に描かれる他人の感情世界に入り込みながら、その一方でその世界を客観視し、相対的に自分の感情と比較しています。

言い方はよくありませんが、つまりは「上見て暮らすな、下見て暮らせ」ということ。自分より大変な誰か（映画のなかの誰か）と比べて、「自分のほうがマシ」と思うことで、自分のネガティブ感情を浄化しているのです。

「人の不幸は蜜の味」と言います。たとえば、ワイドショーや週刊誌などが扱う有名人のスキャンダルや不祥事や失脚の報道を見ると、どこかしら気持ちがスッキリしてしまう。

これも単なる野次馬根性だけではなく、「あんなセレブが袋叩きに合っている」「権力を持っている政治家がひとつの失言で失脚した」といった不幸を見て、「有名人は大変。自分は庶民でよかった」というカタルシスを得たい心理が働いているように思えます。

悲劇の本質はカタルシスにある

他人の不幸や困難、悲劇を利用して自分のネガティブ感情を浄化する。あまりほめられたことではないような気もしますし、「けしからん」と思う人もいるかもしれません。

しかし、これは誰もが持っている紛れもない人間心理のひとつであり、しかも感情整理にはとても効果のあるアプローチなのです。

救いのない映画を観たり、悲劇に満ちた小説を読んだりすると気分が暗くなるというのは、実は人間の本能的な心理に反しています。つまり、無理をしているのです。

そうした作品に触れたら、「自分はなんてラッキーなのだろう」「あれより自分のほうがまだマシだ」と思わなければいけません。それが悲劇の持つ役割でもあるのですから。

そもそも「悲劇」の本質はカタルシスにあると言われています。

「カタルシス」とは本来、「悲劇を観ることによって恐れや憐れみの感情が呼び起こされ、ストレスが解消されて心がスッキリする効果」のこと。古代ギリシャの哲学者アリストテレスが『詩学』のなかで、虚構世界の悲劇の持つ効用を説いた言葉です。

これまでに何度か、大学主催のトークショーで歌舞伎役者の坂東玉三郎さんとご一緒しているのですが、あるとき玉三郎さんが、「悲劇を演じると、終演後に劇場を出ていくお客様がみなさん、心なしかスッキリとした表情になっている」というお話をされました。

舞台で演じられる悲劇を観て、観客はそこに自分の悲しみや心のわだかまりなどの感情を投影しているのでしょう。ただし、玉三郎さんはこうもおっしゃいました。

「でも、お見せする悲劇は美しくなければいけないのですが――」

普通、悲しい芝居を観たら悲しい気持ちになるはずなのに、その悲しさによって心がフッと楽になる。その悲劇が美しいほど、人はそこに自分の感情を乗せて押し流す、涙を流すことで洗い流すことができるのです。

悲劇を観たことで、実際に直面している問題が解決されるわけではありません。それでも、自分の感情を他者の感情に投影することによって、知らず知らずのうちに心に溜まった感情が吐き出される。自分の心のフィルターの目詰まりが洗い流される。

これこそが、悲劇の持つネガティブ感情のカタルシス効果なのです。

「永遠」に触れると、日常の感情が相対的に小さくなる

宮沢賢治は『雲の信号』という詩をこのように書いています。

あゝいゝな　せいせいするな
風が吹くし
農具はぴかぴか光つてゐるし
山はぼんやり
岩頸《がんけい》だつて岩鐘《がんしよう》だつて
みんな時間のないころのゆめをみてゐるのだ
　そのとき雲の信号は
　もう青白い春の
　禁慾のそら高く掲《かか》げられてゐた
山はぼんやり
きつと四本杉には
今夜は雁もおりてくる

岩頸は火山が噴火した際に、火道（マグマの通り道）に詰まったマグマが固まってできた岩。賢治自身が、別の作品のなかで「岩頸といふのは、地殻から一寸頸を出した太い岩石の棒である」（『楢ノ木大学士の野宿』より）と解説しています。また、岩頸が釣鐘のような形をしていることから、賢治は「岩鐘」と呼んだそうです。

岩石というのは〝時間のない頃の夢〟を見ている――賢治は、岩とか山といった存在から、人間が持っている「限られた時間」ではなく、「永遠」を感じ取っているのです。

宮沢賢治は小さい頃から鉱物採集に熱中するなど、山とか岩とか石が大好きでした。彼は、そうしたものに触れることで、自然の永遠性と人間の生きている刹那的な時間に思いを馳せていたのかもしれません。

日本には庭や掛け軸の下などに石を置いて愛でるという文化があります。その根底には、人間の持っている限られた時間とは違う、不動の永遠性への憧れ、畏怖といったものがあるのではないかと思うのです。

樹齢数百年という巨木に心を惹かれるのもそう。その石や木が過ごした時間の永遠性に思いを馳せることで心の揺らぎを鎮めよう、穏やかになろうとしたのではないでしょうか。

自然のほかにも、私たちに「永遠性」を感じさせるものがあります。美術、芸術によってもたらされる「美」もそのひとつでしょう。

一喜一憂の感情をちっぽけに感じる

「すべてのよろこびは永遠を欲する」とニーチェは『ツァラトゥストラ』の中で言いました。この「よろこび」は感覚的な快楽＝美しさに通じているとも考えられます。

何かを見て、感じて、「美しい」と思ったその瞬間のよろこびに、私たちは永遠を感じようとします。

「また見つかった、何が、永遠が、海と溶け合う太陽が。」——十九世紀のフランスの詩人、アルチュール・ランボーは『永遠』という作品のなかで、そう歌っています。

太陽が海と溶け合う美しい光景に「永遠」を見出しているということです。そのように一瞬一瞬にとらわれるのが私たちの感情ですが、確固たるものは永遠の世界です。

この「永遠」というのは「無限に続く」ということではなく、その圧倒的に美しい瞬間がそのまま永遠を感じさせる、言うなれば「時が止まる」という感覚だと考えられます。

ゲーテの戯曲『ファウスト』の第二部には、「時間よ止まれ、おまえは美しい」という有名なセリフがあります。

「おまえ」とは「時間」のこと。美しく素晴らしき時間が永遠であってほしいという願いを、「このまま時間が止まればいいのに」という描写で表現しているわけです。

日本の俳句にしても、和歌にしても同様。日常のささやかな一瞬から見出した美しさという永遠性を限られた言葉で表現しているのです。

私たちは限られた時間を生きています。言ってしまえば、いつかはみんな死ぬ。それゆえ素晴らしい芸術作品に触れたとき、私たちの感情はその瞬間に永遠を求めるのでしょう。

永遠という、人間が持ち合わせていない深遠な時間性に触れることで、現在の自分が生きている時間性がとても小さく感じられるのです。相対的な感覚として、自分の日常の感情、一瞬一瞬にとらわれて一喜一憂している感情が、非常にちっぽけなものに思えてくる。

「何をちまちましたことで悩んでるんだろう」と。

すると、心が洗われるような安らぎを覚えて、ちっぽけな雑念や雑事から心がスーッと解放されていきます。

圧倒的な永遠性を持つ芸術や自然に身も心も委ねることで、私たちは大きなカタルシスを得ることができるのです。

他者の大きな感情を利用してスッキリする——優れた芸術は人の心を浄化する

フランスの作家ロマン・ロランの代表作に、ある音楽家（ベートーヴェンがモデルだと言われています）の誕生から死まで、その自己形成の過程を描いた大河的長編小説『ジャン・クリストフ』という作品があります。

一九〇三年から十年間にわたって雑誌連載され、ロランはこの作品によってノーベル文学賞を授与されました。

私は高校を卒業して上京し、浪人していたころ、この『ジャン・クリストフ』を毎日、少しずつ読むことを習慣にしていました。

ひとりの人物の一生を丸々描く大長編、それを毎晩寝る前に二十分くらいずつ、一年間近くかけて読み進める。するとその世界観が自分の中に染み込んで、次第に生活の一部になってきたのです。

読んでいる自分が小説の世界に飛び込んで主人公と同化し、その人生を〝疑似体験〟していく感覚になっていきました。

一日のなかで『ジャン・クリストフ』を読んでいる二十分間、私は自分とは違う主人公の人生を生きていたわけです。そして、主人公の壮絶で波乱万丈な人生の前では、自分が抱えている浪人という悩みなど「ほんの小さなこと」のように思えたものです。

今思えば、当時の私は、そこで感情の浄化（カタルシス）を得ていたのです。毎晩のように『ジャン・クリストフ』という長編小説の世界に浸ることで、自分の感情を整理し、心をリセットし、前向きに生きる力にしていたのだと思います。

ロマン・ロランはこのほかにも、『ベートーヴェンの生涯』や『ミケランジェロの生涯』といった芸術家の伝記も作品として世に残しています。

私が『ベートーヴェンの生涯』を読んだのも、やはり浪人時代、東京のひとり暮らしのアパートでした。

耳が聞こえなくなったり、恋に破れたりといくつもの悲運に襲われ、何度も自殺を試みるなど壮絶な人生を送ったベートーヴェン。彼はその悲しみやつらさのなかで作曲を続け、亡くなる三年前には交響曲第九番（いわゆる第九）を完成させます。

そして第九と言えば有名なのが第四楽章、通称「歓喜の歌」でしょう。

そこにはベートーヴェンの、自らが背負ってきた厳しい運命に打ち勝ったという喜び、「苦しみを突き抜けて歓喜に至れ！」という心の叫びが込められていると言われています。

そうしたベートーヴェンの人生の物語を、実際に『運命』や『第九』のレコードを聴きながら、その世界に浸り切って読みふけったものです。

そうすることで、やはり「ベートーヴェンの人生は、これほどまでの苦難に満ちていたんだ。それに比べたら、自分の悩みなどちっぽけなものだ」という気持ちになれたのです。

主人公の一生分を二時間で代わりに生きる

小説にしろ音楽にしろ、映画にしろ演劇にしろ、優れた芸術は、触れたものの心を浄化する、カタルシスに導く、そうした感情世界を持っています。

映画にしてもそうです。二時間前後という時間のなかには、膨大な感情量が含まれています。状況説明のシーンもありますが、そのほとんどは登場人物たちの感情が大きな起伏とともに描かれているわけです。

優れた映画というのは、大きな感情のかたまりが揺れたり鎮まったりという起伏やうねりを形成しています。それゆえに観終わると、主人公の一生分を、その二時間で代わりに生きてしまったかのような感覚になって、何だかスッキリするということがあるのです。

激動の人生を描く一大スペクタクルでは、感情のかたまりは激しく揺れ動き、観る者はその激しさに圧倒されます。

それとは逆に、小津安二郎監督の『東京物語』のような作品では、感情はとても穏やかに、静かに描かれます。年老いた両親が東京に住む子どもたちの家を訪ねるところから映画は始まりますが、感情の起伏はむしろほとんど描かれず、押し付けがましい演出も皆無です。しかし観る者は、そのなかに市井の人々の日常に起こりうる切なさや寂しさといった感情の機微や情緒というものを感じ取ることができるでしょう。

名作と呼ばれる映画作品は総じて、観た瞬間に、その作品が持っている感情の大きさに包まれるような感覚を与えてくれます。激しい映画は圧倒的な激しさで、静かな映画は心が洗われるほどの穏やかさで、観る者の心を包み込んでくれるのです。

日常生活で生まれる心のザワつきを、自分の世界だけで捉えるのではなく、芸術という大きな感情世界に投影することで制御する。これも感情整理のひとつの方法なのです。

虚構の効用――芸術の本質が存在する「虚実皮膜」とは

江戸時代の人形浄瑠璃作家・近松門左衛門は、芸術の本質というのは「虚実皮膜」にあると説いています。「虚実」は虚構と現実、「皮膜」とは薄い膜のことを指します（膜は

「にく」とも読むため、皮膚と肉の間＝ごくわずかな間とする説も）。

つまり、芸術は虚構（フィクション）と現実のごくわずかな間、微妙な境目のところに存在するものだということです。

完全なる現実ではリアルで生々しすぎる。かと言って奇想天外すぎる虚構では共感できない。現実のようで現実でなく、まったくの虚構のようでいて虚構ではない。現実のなかに程よく虚構がある。それが芸術の本質なのだと、近松門左衛門は言います。

たとえば、本物の恋人同士の恋愛をそのまま映画にするだけではリアルすぎて、イマイチおもしろくない。でもそこに「彼女が不治の病」という虚構を投入するとどうなるか。

不治の病にかかっている彼女がいる男性は、そんなに数は多くないけれど、でも実際に存在します。この「フィクションなんだけど、本当にあってもおかしくない」というニュアンスが「虚実皮膜」であり、それが共感を誘うということです。

芸術は「半分虚構・半分現実」という虚実皮膜に存在するからこそ、人々はその感情世界に共感して自分の感情を重ね合わせることができ、その結果、感情を宥《なだ》め、鎮め、浄化することが可能になる。

前述した玉三郎さんの「見せる悲劇は美しくなければ――」という言葉は、まさに「虚実皮膜にある芸術を見せなければ、感情移入していただけない」という意味でおっしゃられたのだと思います。

どこかで虚構だとわかっていながらも感情移入して自分を投影する。それが芸術で心を浄化する（カタルシスを得られる）ちょうどいい使い方だと言えるでしょう。

自分の外部の虚構世界を利用して自分の内部の感情整理をする。それが虚構と現実のはざまにある芸術が持っている効用なのです。

第四章　ネガティブ感情を管理する

選択に迷ったら、状況ではなく感情をシミュレートする

大学の教員という仕事をしていると、避けて通れないのが「就活」、学生の就職問題です。

就職は人生の一大事なだけに緊張感はあるのですが、受験のように準備のやり方がはっきりとはしていないので、取り組みの個人差は大きいと言えます。

就職活動の相談を受けていても、人生がかかっている就職という大きな壁を前に、自分は何がやりたいのか、どうすればいいのか、何を選択すればいいのかわからなくなってしまう学生も多くいます。

こうした困惑や戸惑い、迷いというのも、心をザワつかせ波立たせるネガティブ感情のひとつと言えるでしょう。

たとえば、今年の就職活動で第一志望だったA社からの内定はもらえず、練習のつもりで受けたB社から内定をもらえた学生がいたとします。

やりたい仕事はあるけれど選に漏れたA社、そうでもないけれど自分を評価してくれたB社、さて、どういう選択をすればいいのか——。

その学生は「一年留年して、来年もう一度A社を受ける」と「仕方ないからB社に行く」というふたつの選択肢の間で迷い、悩んでいたとしましょう。

実際にこうした相談を受けることも少なくありません。そんなとき、私が学生にすすめるのは「入社後の自分のシミュレーション」です。

ただし、「A社に入ったらどんな生活になるのか」「B社に入ったらどんな仕事をするのか」といった状況のシミュレーションではありません。

行うのは「感情」のシミュレーション。その選択をすることで、自分はどんな感情を持つのかを予測し、想像し、分析してみようということです。

留年するという選択をしたら、自分の感情はどうなるのか。

めでたくA社に入社できる可能性もありますが、一方で、「来年もう一度就活をしても、A社に入れるかどうかわからない。今年よりも悪い結果になる可能性もある」というデメリットも存在します。

そうしたデメリットや一年後に待ち受けている予測不能な現実を、果たして自分は受け止められるのか。その感情を想像してもらうのです。

もし悪い結果になっても「受け止められる」「B社にしておけばよかったと悔やまな

い」という覚悟や感情の整理ができていないと、その選択は不幸なものになってしまうでしょう。

逆にB社に行くという選択をしたらどうなるか。

「やりたい仕事じゃないから充実感が持てずに辞めたくなる」のか、「自分を評価してくれたことを意気に感じてヤル気になる」のか。

こちらの選択にも存在するメリットとデメリットについて、自分の感情の行方をシミュレートしてもらうのです。

「メリットばかりじゃない、もっと悪くなるかもしれない」と理屈ではわかっていても、実際にそうなるとパニックになったり、後悔に苛まれたりする。人間だからそういうこともあります。

だから、実際の状況に向き合った自分を想像して、「選択の結果、そのデメリットに直面したとき、覚悟のうえだったと受け止められるのか」を冷静になってシミュレートする。「そういう現実に直面したら、自分はたぶん、こんな感情になる」という感情の予測と分析をしておくことが重要なのです。

これを状況のシミュレーションをしただけで選択すると、失敗したときに「思っていたのと違った」「こんなはずじゃなかった」という言い訳ばかりが先に出てしまいます。失敗が自分の問題ではなく、周囲の状況のせい、他人のせいになってしまう。

しかし、感情のシミュレーションをしておくと、自分の決断にリアリティが出てきます。自分の胸の内で分析し、自分が覚悟のうえで決めた選択になるのですから。

サルトルたちによって広まった実存主義では、私たちはこの不条理な世界に投げ出されてはいるが、それでも自分で行動を選択し自分の未来をつくっていくことができると考えます。

何かの選択に迷ったら、まず自分の感情をシミュレートする。状況や環境ではなく、選択の先にある自分の感情を想像してみることをおすすめします。

心の中を〝今〟で満たす――不安やプレッシャーを門前払いする

第一章で、今現在のネガティブ感情は、未来への「不安ウィルス」「落胆ウィルス」と過去への「後悔ウィルス」が心に充満することで生み出されるケースもあると述べました。

これらのネガティブ・ウィルスを制御し、駆逐するためにもっとも効果的な方法は、月並みですが、「今目の前にあることに集中する」ことです。

日米通算四〇〇〇本安打という大記録を打ち立てたイチロー選手。彼は二〇〇四年に二〇〇〇本目の安打を打ったとき、インタビューに答えて「今日のことは日付が変わったら終わり。次の目標は〝次のヒット〟です」といった内容のコメントをしています。

「次は二五〇〇本、三〇〇〇本ではなく二〇〇一本目」——イチロー選手だけでなく、女子レスリングの吉田沙保里選手にしても、元プロ野球選手で阪神タイガースの金本知憲監督にしても同じ。大記録を達成してその次の目標を問われたとき、偉大な選手ほど「すぐ次の、目の前のこと」を挙げています。

大記録を更新し続けなければいけないという未来、偉業を達成してきたプライドという過去、それぞれから生まれる大きなプレッシャーに打ち勝つためには、「今できることをひとつずつ」という考え方が不可欠なのです。

未来に向けて目標を立てることはもちろん大事です。しかし重要なのは、その目標からネガティブ感情を切り離すことにあります。

そのためには、常に「今」を考えることです。過去—現在—未来という時間軸のなかで、前（未来への不安）と後ろ（過去への後悔）を断ち切って、今この瞬間しか存在しないと考える。そして、「今やるべきこと」に集中することです。

つまり、心の中を「今やるべきこと」だけで満たして、ネガティブ感情が入り込む余地をなくしてしまうということです。

自分が自分自身の〝心の管理人〟になる

喩えて言えば、自分が自分自身の〝心の管理人〟になって、そこに住む感情を管理するようなイメージでしょうか。

心の中に住み着く部屋を探して「未来」や「過去」がやってきても、管理人のあなたが門前払いして、「今」だけを住まわせてしまえばいいのです。

これは若干ニュアンスが異なりますが、「心のアパートに先住者を住まわせておく」という考え方は、キリスト教や『論語』にも通じる部分があるようにも思います。

つまり、心の中に変な人たち（＝ネガティブ感情）が入ってこないように、〝いい人〟を先に住まわせておこう、という発想です。

西洋では幼いころに洗礼を受けさせることで「キリスト教」という〝いい人〟を、東洋では子どものころから『論語』で「仁義礼智信忠孝悌」などを学ぶことで「徳」という〝いい人〟を、心に先住させようと考えたのかもしれません。

人々は昔から、ネガティブ感情を排除するために、こうした文化的な工夫をしていたのではないでしょうか。

「心の部屋の良き先住者」という発想は、「心に免疫を持つ」と表現することもできます。心に「今」や「いい人（感情）」という〝抗体〟を先に入れておく。そうすることで、後からやってくるネガティブ感情を跳ね返し、遠ざけることができるのです。

一日単位で感情を清算する――齋藤流〝凹んだ日は焼肉〟の法則

先々のことを考えすぎずに今を意識する。それはわかってはいるけれど、でも言うは易し――誰もがそうだと思います（もちろん私自身も例外にあらずです）。

そこで最近、私が実践している「今と向き合う」方法をひとつ紹介しましょう。難しいことは何もありません。

それは「自分の感情を、今日一日という単位で〝清算〟する」というもの。わかりやすく言うと、一日の感情を収支決算してプラスにすることで、「今日はこれでOK」と考えようということです。

いいことがあった日は、もちろんそれでOK。イヤなことがあって感情がネガティブになっている、この感情を明日以降も引きずりそうという日には、その日の感情の〝マイナス分〟を何か別のことで埋め合わせるのです。

私の場合、感情の埋め合わせアイテムのひとつが焼肉です。

今日はイヤなことがあって気分が晴れない。それなら今夜は焼肉だ！――ということ。焼肉は大好きですが、そう頻繁に食べているわけではありません。だからこそ、たまに食べると嬉しいし、高級な肉を奮発した日にはものすごくハッピーな気分になれます。このハッピー気分、ポジティブ感情を、凹んだ気分の埋め合わせに利用するわけです。

私の埋め合わせアイテムは他にもあって、たとえばカニ（食べるものばかりで申し訳ないのですが）。最近、北海道・礼文島の結構いいタラバガニを見つけて、それを多めに買って冷凍ストックしてあります。

でも、普段は食べない。何かイヤなことがあって気分が穏やかならぬ日になると、「じゃあ今日は――」ということで満を持して食卓に登場するわけです。

美味い日本酒で立派なカニを食べていると、「人生って、これで十分ハッピーじゃないか」という気になってくる。「今日のことは、まあいいか」と思えてきます。

「今日はダメダメな一日だった」で、マイナス。

「でも、ちょっと贅沢な焼肉やカニで、すごくハッピー」で大きくプラスに戻す。結局、その日は最終的に「プラス」が上回る。

ヤケ食いするとか、食べることで発散するというよりも、よりポジティブなものを持ってくることで感情の収支を合わせるという考え方なのです。

ただこれは、やりすぎるとダメ。イザというときに使う〝とっておきの手段〟であることがポイントです。

凹んだ日は○○。心が晴れない日は△△。人によってハッピーになれることはさまざまです。

ネガティブ感情が充満しそうになった日は、自分がハッピーになれる〝とっておき〟の何かを心に投入する。そうすることで、心の赤字を黒字に変えてあげればいい。

その日の感情は、できるだけその日のうちに清算する。上手くいけば「プラス」、悪くても「プラマイゼロ」に持ち込めれば、澱のように心の奥底に溜まってしまうネガティブ感情を軽減することができるはずです。

美輪明宏さんも、著書『ああ正負の法則』のなかで、「この地球の出来事はすべて『正』と『負』によっているのです」として、大きな「正」には大きな「負」が必ずセットになっている。小さな「正」しか得られなくても、手にする「負」も小さくて済む。だから悲観することはないということを書いています。

人生は「雨の日があれば、必ず晴れの日が来ます。……苦しみがあれば喜びがあるのです」。「何かを失えば何かを得られる」。そう考えて、自分の感情の「収支管理」をする。それもまた感情整理のひとつの有効な方法なのです。

手帳に書き込んで、感情収支や心のバランスを管理する

さらに、感情の収支管理をもう少し長めの中期的なスパンで考えてみましょう。ここでは一週間を収支管理の単位とします。

たとえば「明日からまた会社」という日曜の夜、向こう一週間に起こり得る自分の感情の推移を先読み予想するのです。突発的な事態やトラブルは予想しようもありませんが、ある程度わかっている「自分の感情を揺らがせる予定」を意識的に抜き出してみます。

「火曜朝一の連絡会議、きっとノルマ未達成を怒られるだろうな」

「水曜は大嫌いな上司と取引先にお詫び訪問。ミスはこっちのせいにされるだろうな」

「木曜提出期限の予算案、条件が厳しすぎてまだ手つかず」

「金曜の午前中は気難しい取引先との商談にひとりで出向かなきゃいけない」


などなど、いろいろあるでしょう。これが、今週心が凹むであろう予想項目です。

それを手帳に書き出します。

そして今度は、そのマイナス感情の予想の横に、プラマイゼロにする息抜きの予定を書き込んでいきましょう。どんなことでもかまいません。


「連絡会議の後の昼メシは、気晴らしに奮発してウナギでも食ってやろう」

「水曜の夜は、久しぶりに学生時代の親友と飲むか」

「木曜日、予算案を提出したら、その日の夜は前から観たかった映画を観に行こう」

「金曜の夜は、酒を買い込んで海外サッカーを見まくるぞ」


——要は、一週間単位でマイナスの予定と、それを補うプラスの予定を明確にしておくことです。

そして大事なのは、それをただ頭で考えるだけではなく手帳に書きつけて、チェックする。見事にプラマイゼロになった暁には、それを自分の手で消していきます。

ときには予定通りにいかないこともあるでしょう。でも、マイナスがあったらプラスの行動でマイナス分を補塡し自分の感情のバランスが取れるという経験をすることで、ネガティブに転びそうな感情をフラットにキープできるようになるものです。

しかもそれを目で見て実感できる。手帳に書きつけるのは、感情の可視化というより、感情原因と補塡要素の可視化です。自分の感情がバランスを取っている状態を目で見て確認できるということなのです。

ひとつずつこなせばどうってことはない

手帳に書くという行為は、感情を落ち着かせるのにも大きな効果があります。

忙しいのにやらなければならないことが山積みになってくると、面倒くさくなって「ワーッ！」となることがあるでしょう。訳もなくヒステリックになってしまうことだってあるかもしれません。

そんなとき私は、手帳を活用しています。やらなければいけない用事をやらなければいけない日の欄に書き出していきます。そのとき「どこでやるか」という場所も書いておきます。

○月○日火曜　AM　☑授業間が二時間空くから、近くのカフェでAの原稿を書く。
　　　　　　PM　☑見たいサッカーの試合が深夜○時から。それまでにBをやる。
○月△日水曜　AM　□大学の事務室に行くので、そこにいる間にCとDを終わらせる。
○月◇日木曜　AM　□出張で新幹線移動三時間。この間にEの資料チェックをする。

という具合です。

用事には四角いチェックボックスを付けておき、終わったらその場でチェックします。

要はやらなければならない用事を「そのときになったら、その場でやればいい」とはっきりわかるように可視化するわけです。

すると「だからそれまでは考えなくてよし」ということになります。さらには、済んだらチェックすることで、これだけ片付いたという進み具合も可視化する。

ひとつずつこなせばどうってことないんだ。まあ落ち着けよ――手帳を見ながら自分にそう語りかけるということを、私もよくやっています。それだけでも、雑多な用事にまみれてイラついている感情は、ぐんと落ち着きを取り戻せるものです。

今はスマートフォンやタブレットなどのカレンダー機能を活用している人も多いでしょう。でも、自分自身がペンで書き込む手書きの手帳を持つことをおすすめします。私の場合は、見開きで一週間、左側が日付で右がメモスペースになっているシンプルな手帳を使っています。

自分で書いて、終わったら自分で消して、また書いて、また消して。

たまに手帳の過去のページをめくりながらその繰り返しの足跡を眺めてみるのもいいでしょう。「あぁ、オレもいろいろがんばってきたな」と思えてきたりして、それもまた心を穏やかに、安らかにしてくれるのです。

ルーティン&リピートの効用──「繰り返し」が心に安心感を生む

毎週日曜の夕方になると自然に一定の流れでテレビの番組を見る人は多いのではないでしょうか。たとえば『笑点』、その後は『ちびまる子ちゃん』から『サザエさん』へと何となく流れるように見ているといった感じです。

それがルーティンになっていると、たまたまどれかの番組を見損ねたとき、何か心に違和感を覚えてしまう。この違和感も、心に立つさざ波のひとつと言ってもいいでしょう。

逆に言えば、ルーティン通りに物事が進んでいるとき、心は穏やかで安定しています。

『笑点』で山田君が座布団を運んでいる。

『ちびまる子ちゃん』で友蔵が心の俳句を詠む。

『サザエさん』で波平が「バカモン！」と怒鳴る——。

多くの人々にとって、「日曜の夕方はそうした光景を見る」というルーティンが、ある種の安心感になっているわけです。

行動が決まり切っているということは、いろいろと考えることもない、緊張することもない、つまり心に負担がかからないということ。

新しさや驚きといった刺激はありませんが、心が疲れているときや感情にさざ波が立っているときには、ルーティンの持つ安心感が大きな効果を発揮するのです。

ルーティンが生む安心感。それは、「刺激的ではないけれど、一緒にいると心が落ち着く」という〝理想の結婚相手〟が持っているそれと同じものなのかもしれません。

この三つの番組が、安定した視聴率を出してきたのは、ルーティンの安心感がなせる業だと私は思っています。

ルーティンと言えば、イチロー選手がバッターボックスでの一連の動作をはじめ、試合前の準備や練習メニュー、毎日の朝食から栄養ドリンクまで、徹底したルーティンワークを行っているのも有名な話。

彼のルーティンには、無用な思考を排除して集中する、異常や問題を早く発見できるという効果のほかに、「いつも同じであること」によって感情を安定させ、動揺や緊張などを軽減するという目的もあると考えられます。

イチローにはオリックス時代、神戸にいるときには同じ牛タン屋に通い続けていたというエピソードもあります。

私たちが気に入ったお店に通って常連になりたがるのも、何も言わなくてもわかる、注文しなくても出てくるといったルーティンの安心感、落ち着きを求めているからなのです。

ネガティブ感情にとらわれたとき、とらわれそうになったとき、心が波打っていると、普段の生活習慣も忘れたり蔑ろにしたりしがちになります。

そんなときこそ、普段の自分の生活習慣や所作、仕事のやり方、話し方などを思い起こし、意識してそれをやってみましょう。いつもやっていることを、いつものようにやる。

何も考えずに普段通りにやる。そうすることで心は次第に落ち着いてくるはずです。

気に入った一曲を繰り返す

私は音楽を聴くとき、よく「ワントラックリピート」という聴き方をします。ワントラックリピートとは、その名のとおり「気に入った一曲だけを、ひたすら繰り返して何回も聴く」ということ。

すべての曲をそうやって聴くわけではありませんが、たとえば、もうすぐ夏という季節になると、松田聖子さんの初期のアルバムから夏気分たっぷりな歌を一曲選んで、それをずっとリピートして聴き続ける、みたいなことをよくします。

そうすると、その曲が持っている夏気分という感情が、何度も繰り返し私の心に押し寄せてきます。そして気が付くと、自分のなかでその曲の感情世界が圧倒的に優勢になり、そのときの自分の感情が心の隅に追いやられていくわけです。

春、三月も終わり頃になると、最近はいきものがかりの『ＳＡＫＵＲＡ』という曲を、ワントラックリピートしています。

大学の教員という仕事をしていると、春には卒業式があります。教え子たちと別れる切なさや、旅立ちを見送る寂しさという感情に包まれつつ、翌月にやってくる新入生を迎え入れる準備もしなければいけない。そうした心の切り替えが必要なときに、『SAKURA』という曲が私にはピッタリマッチしたのです。

そして毎日、自分にワントラックリピートを浴びせかけていると、寂しい気持ちがスーッと薄まって、心の中がきれいに浄化されていく感覚になってくるわけです。

もちろん、どんなに素晴らしい曲であっても、ワントラックリピートで繰り返して聴いていれば、次第に飽きてきます。さすがに「もういいかな」と思えてくる。

そして、そう思うようになる頃に、自然と心の切り替えができているのです。

大事なのは、飽きるまで繰り返すということ。リピートすることで曲の感情世界が心の中に定着します。

最初はいくらリピートしても聴き飽きませんが、十分に聴き切ったと思える状態になったころ、曲のほうが「役目を果たし終えた」という感じで自然に離れていく。それが飽きてきた状態です。

そしてそれは、もう曲がなくても感情が整理できている、心が穏やかさを取り戻したという証しでもあるのです。

好きなアーティストは違えども、みなさんにも落ち込んだときや凹んだときに聴くと元気になる曲があるでしょう。その曲を聴くときは、ぜひ一度、ワントラックリピートで飽きるまで聴くという方法にチャレンジしてほしいと思います。

身体へのアプローチが、心のわだかまりを溶解する――十秒ジャンプの効用

人に会う前に、十秒間ジャンプしよう――就活の面接を控えた学生には、よくこんなアドバイスをします。

そんなに高く跳ぶ必要はなし。軽くトントンと飛び跳ねるくらいでかまいません。それだけで肩の力が抜けて、身体のこわばりが緩み、身体が少しポカポカしてきます。

こうして身体がほぐれた状態で人に会うと、自分自身の朗らかさは、少なくとも二割はアップすると私は考えています。

身体と心はつながっています。身体を温めることで、心のこわばりもほぐれてくる。不安や緊張というネガティブ感情も抑制されて、心穏やかになれるというわけです。

寒い場所では身体もこわばり、心もなぜか沈みがちになります。身体が冷えると、人はネガティブ感情を持ちやすくなります。

逆に、温泉に浸かって温まったり、スポーツで汗を流したりすると、リラックスできポジティブな感情が膨れあがってきます。身体が温まっているか、冷えているか。それが人間の感情を大きく左右しているのです。

身体を温め、身体をほぐすことで、感情の滞りを溶解させていく。それを実践しているのがヨガです。

現代社会に生きる私たちは多くのストレスを抱えていて、そのストレスから自分を守ってくれる最後の砦は、実は自分自身の身体に存在しているのだ、と思えてきます。

すると、ザワついていた感情は平穏になり、ネガティブな感情が霧散していく。心と身体、感情と肉体、そのバランスを維持する力も高まってくるのです。

十秒ジャンプにしてもヨガにしても、共通しているのは、心の調子が悪くなったら身体からアプローチをかけていくという考え方です。

心と身体の問題を分断して考えず、常にリンクさせ、バランスを保っておく。これも非常に効果的な感情整理の方法なのです。

息を吐いて吐いて、吐き切って、それから吸う——深呼吸のすすめ

ヨガ教室に通えない、時間がなくてヨガを始められないという人は、深呼吸をするだけでもいいでしょう。なぜなら、ヨガの基本は呼吸にあるとされているからです。

実は、私は以前から「心身の健康と呼吸」に関心があり、ストレスが溜まらない心と疲れない身体をつくるための呼吸法に関する研究をしてきました。

ヨガに代表される東洋の呼吸法は、吐いてから吸うのが基本です。吸ってから吐くのではなく、まず息を吐いて吐いて、吐き切って、それから吸う。そのほうがより深く呼吸できるのです。

吐くことを重視する呼吸法でもっとも基本となるのが『丹田呼吸法』。おへそから指三本分ほど下にある「臍下丹田《せいかたんでん》」という場所を意識しながら、フーッと長くゆっくりと息を吐き出す呼吸法です。

イラッときたら、「まあ、いいか」「もう終わったことだし」「自分には関係ないこと」といった意識を持ちながら、思い切り息を吐いてみましょう。

鼻から三秒息を吸って、二秒おなかの中にぐっと溜め、十五秒かけて口からゆっくり吐く。

息と一緒に、心の中にわだかまっているイライラ感やネガティブ感情を一切合切吐き出してしまう、そんなイメージです。おへその下を引っ込めるように、おなかが背中にくっつくように、フーッと吐き切る。

そうして息を吐くことだけに集中していると、本当に心の中のネガティブ感情、モヤモヤやイライラなどが、息と一緒に外に吐き出されていきます。

何回か繰り返すうちに、原始的な生命の在り方、一個の生物としての純粋なる〝生〟に近づいていく感じがしてきます。世の中の煩わしいこと、人間関係のストレスなどから解放され、心が穏やかに落ち着いてくるのです。

尺八奏者の藤原道山さんと一緒に呼吸法の実践CDを開発したので、そうしたものを試していただくのもいいかもしれません。尺八の音に合わせて息を吐き、意識を調え、身体を落ち着かせ、ゆったりとした気持ちが体感できます。

イライラしたら息を吐く。緊張したら十秒間軽くジャンプする。

身体の奥深くの芯の部分が温まって、心のさざ波がスーッと収まり、気持ちに余裕が生まれてくるはずです。

ネガティブ感情をポジティブ方向にアウトプットする

自分の心のエネルギーがどこに、どのくらい向けられているのか——感情とは、「方向性」と「強さ（エネルギー量）」で構成される、いわば「ベクトル」のようなものです。

たとえば「イライラ」という感情は、「ネガティブに向かう」方向性と、苛立ちが大きいほど強くなるエネルギー量を持った「負のベクトル」ということになります。

そう考えると、向けられている方向を変えれば、感情の質（ネガティブか、ポジティブか）も変わってくるということができます。

「かわいさ余って憎さ百倍」と言います。「かわいい」という感情も、些細なことで方向性が一八〇度変わると、それまでと同じ強さで「憎い」と感じるようになる。

感情のエネルギー量は絶対値として変わらないけれど、方向性が変わることで感情の質が変化するわけです。

ならば、ネガティブ方向に向いている感情のベクトルを、何か別のポジティブな対象や目的に向かわせる。つまり、感情の方向性を変えてあげればいいのです。

絶対値としては大きい感情のエネルギーを、別のことに振り向けていくことで、感情の質を変換させることができるということです。

精神分析学者フロイトは、「リビドー（性的衝動を発動させる力）」を、仕事やスポーツ、芸術活動などに振り向けることで満たすことを「昇華」と呼びました。

正常な性欲はネガティブ感情ではありませんが、人間心理には、欲望の向かう先をコントロールすることで、ムラムラとザワついた感情が整理され、落ち着くというメカニズムがあるのです。

感情のアウトプット先をコントロールする

お笑い芸人であり、世界的に有名な映画監督でもあるビートたけし（北野武）さん。その才能の素晴らしさは今さら説明するまでもありません。

そんなたけしさんですが、かつてフライデー事件を起こしたときには、半年以上謹慎し、まったく仕事ができずにかなり落ち込んだと言います。

そんな時期に彼が没頭したのが「絵を描くこと」でした。絵を描くことで心が落ち着き、心が休まり、絵を描くことで救われたのだと。

ご本人も「あのとき、絵がなかったらキツかった」という話をされていました。

あの名高い画家ゴッホも、孤独や不安や貧しさといった生きる苦しみがもたらす苛立ちやネガティブ感情を、エネルギーとしてキャンバスに振り向けることで、数多くの名作を生み出しました。

モヤモヤ、イライラして、行き場もなく、ネガティブに向かうしかなかった感情のベクトルを「絵」に向けたことで、そのエネルギーが集中力へと変換されていったのです。

たとえネガティブであっても、その感情のエネルギー量が大きい場合、方向性を変えることでプラスの結果につながることがあります。

感情の行き先、アウトプット先をコントロールすることで、そのエネルギーの質を変換し、さらに有効活用する。

心がザワついたら、何か別のことをする。筋トレでもいいし、勉強でもいい。絵を描くのもいいし、料理を作るのもいいでしょう。ザワついた心が発する負のエネルギーを、何か自分にプラスになるようなことに向けてあげる。ことのほか集中できるものです。

ネガティブなエネルギーも使いよう――そう考えることも感情整理のコツのひとつです。

ネガティブ感情の持続時間を見積もる

イヤなことや納得できないことがあった直後、心の中は怒りや不満が渦巻いて大荒れになる。そして忘れようと思っても忘れられず、事あるたびに思い出しては、再び心がザワついてしまう。それでも忘れようとして、でもまた思い出してザワついて――そんな繰り返しを経験したことがある人も多いでしょう。

でも思い出してみてください。ネガティブ感情は何度もぶり返してくるものの、怒りや不満の大きさは、最初に比べると確実に小さくなっているはずです。

海辺に打ち寄せる波は、打つに任せているとやがて静まっていくもの。最初に大きくうねったビッグウェイブが来ても、寄せては返すを繰り返すうちに波はだんだん小さくなり、やがて凪の状態になって海は穏やかさを取り戻します。

ネガティブ感情も同じです。

その場では頭に血が上って「絶対に納得できない！」と頑なに思っていたけれど、さすがに三か月も経つと、思い出してももうそのときと同じ感情になり切れない。いまだに納得はできないけれど、もう前のことだし、まあどっちでもいいか――。

怒りや不満、悲しみなどの感情も、当初はものすごく大きくても、時間の経過とともに変わってきます。忘れはしないけれど、感情の質が変わってくるのです。

ならば時間を味方につける。時間感覚をコントロールすることは、自分の感情と上手く付き合うための効果的なアプローチになるはずです。

「映画△本分」「ミステリー〇冊分」のネガティブ感情

時間を味方につけるとは、言わば感情のタイムスパン＝持続時間を〝見積もる〟ということです。

たとえば、失恋して立ち直れなくても、「まだ別れてたった二か月だもの、こんなものかな」「何年も付き合っていて別れたんだから、半年くらいは引きずっちゃうかもな」などと自分で思えるようになる。

友人と口論した、上司に叱責された、取引先に無理難題を言われたなど、ネガティブの原因によってそれぞれ感情の持続時間は違うけれど、

「このダメージなら、このくらい時間があれば落ち着くな」

「これは根が深そうだから一年はかかっちゃうかも」

「この程度なら、いつもの店でパーッと飲んで盛り上がれば大丈夫」

「家に帰ってゆっくり風呂に浸かれば、それで問題なし」

――などと、ネガティブ感情の持続時間を自分で見積もれるようになる。

不動産業者が取扱い物件をチェックするような感覚で、自分で自分の感情を客観的に眺めるようなものでしょうか。

私の場合、自分のネガティブ感情を「映画△本分」「ミステリー○冊分」などと換算することもあります。

何本映画を立て続けに観たらこのモヤモヤが薄れるか、ミステリーを何冊読めばイライラは薄まるかというものさしで見積もっているわけです。

ザワついた感情も時が経てば波のようにだんだんと消えていく、いつか時間が解決してくれる。それを意識して自覚すると、それだけでも感情は安定してくるものです。

雑事・雑用に没頭する――「作業興奮」がネガティブ感情を救う

不安や緊張で落ち着かないとき、何か別のまったく関係ないことをすると、気が紛れることもよくあります。

神経科医の森田正馬氏が一九二〇年頃に考案した、「森田療法」という神経症に対する精神療法があります。

ネガティブ感情をなんとかしようとするよりも、「あるがまま」に受け止め、積極的な行動を行うことで、心の状態をプラスに変えていくという考え方は、平成の世になった今もなお、国内外から高い評価を受けています。

森田療法のなかに、炊事や洗濯、掃除など日常に関わる雑事をこなし、規則正しい生活を徹底するという行動療法的なアプローチがあります。

じっとしているだけでは、自分のなかのネガティブ感情に呑み込まれてしまう。だから何かの作業をすることによって雑念が入るのを抑える、いわば作業療法という発想です。目の前の雑事に集中して、ネガティブ感情を含む雑念をシャットアウトすると、気がつけば、イライラや怒りや悩みごとが忘却の彼方へと消え去っている。

「雑事にまみれる」という発想は、日常生活にも取り入れやすい感情整理の方法と言えるでしょう。

単純作業に没頭するというのも、これに類似した方法です。

心がストレスフルなときに単純な作業を繰り返すことで気分を落ち着かせる。オフィスなら、たとえば会議用の資料をコピーする。溜まった不要書類をシュレッダーにかける。家庭だったら洗い物をする、洗濯物を干すなどの家事をする。

こうした〝あまり頭を使わずにできる作業〟に精を出すことで、ネガティブ感情を紛らわせることができるのです。

単純作業を繰り返していると、「ハイ、次。ハイ、次」というリズムを感じて、〝ノッてくる〟ような感覚を覚えることがあります。

初めは何となくやっていたことでも、集中して続けるうちにだんだん気分が盛り上がって熱中することがあります。

こうした心理状態は、ドイツの精神科医エミール・クレペリンによって「作業興奮」と名付けられています。ウォーキングやジョギングで感じる昂揚感や興奮、いわゆるランナーズハイに似た感覚と言っていいでしょう。

この状態になったときや、単純作業の持つシンプルワールドに没頭しているとき、私たちの心は〝無の境地〟に近づき、とらわれていたストレスから心は解放されて、落ち着きを取り戻しているはずです。

単純作業、とくに手先を使う作業は、感情のコントロールにおいてとても重要な役割を果たしていると考えられます。

ネガティブ感情の矛先を意識的に手先に集中させることで、感情の質を変換させる。家事や雑用といった日々の雑事が、乱れた感情を救ってくれることもあるのです。

なのです。

「土地が持つ力」に感情を委ねる

仕事などでストレスが溜まってくると、ふと沖縄に行きたくなることがあります。私にとって沖縄は、凹み気味の心を癒し、慰めてくれる〝なんかいい感じがする場所〟なのです。

聖地とかパワースポットなどと言いますが、土地や場所というのはある種の力を持っています。そして土地の力は、時として私たちの感情にも大きな影響を及ぼしているのです。

東京に住んでいて、電車が二、三分遅れただけで、あるいはスーパーのレジの人がほんの少し手間取っただけでイライラする——などというのは、何もかもがスピード重視になっている「大都会・東京」という土地がもたらす感情のひとつです。

それが違う土地、たとえば沖縄に行くと、同じ状況でも感じ方、もたらされる感情が違ってきます。店で多少会計を待たされても、道がそこそこ渋滞しても、「OK、OK」と寛容になれる。「東京ではなぜあんなにイライラしてたんだろう」と思えてくるものです。

私の場合もまさにそうで、東京では学生相手にストップウォッチを持ちながら、「考える時間は十秒ね。はい、始め」とか、「残念、三秒遅れ。もっと早く」といった授業をしょっちゅう行っているのに、沖縄に身を置くと、「どうしてストップウォッチなんか使って急かしていたんだろう」と、ふと思ったりします。

もちろん、現代社会は日々、ハイスピードになっているので、その感覚を鍛えることは学生にとってとても重要なのですが、それでも、「時間、時間って考えすぎかなあ」という気持ちになってくる。

沖縄という土地が持つ力、土地の持っているゆったりした時間感覚が、人の心を緩やかに、穏やかにしているのです。

私は二十代のころに、サモアに三週間ほど旅をしたことがあります。

実はその時期、私は無職でした。仕事がなかった。自分がやりたいと思っていることが全然、仕事にならなくて気分も晴れず、いつもどこか不機嫌でした。

そんなとき、ひょんなことからサモアに出かける機会を得ました。

サモアと言えば南太平洋に浮かぶ島国で、どこまでも青い空と海が続く南国の楽園。そこは、沖縄にもまして時間の感覚が緩やかで、土地は〝おおらかな力〟を持っています。

当時、「無職で仕事がない。これからどうするんだ」という大きな悩みごとを抱えていたはずなのに、それを忘れてしまう。そもそも悩むという気力が湧いてこない。

サモアという土地が持つ力に、心も身体も、感情ごと包み込まれたような気持ちになったことを覚えています。

宮沢賢治の妹への鎮魂の思い――北への旅路

また、往年のヒット曲『津軽海峡・冬景色』に代表されるように、失恋すると人は北へ向かうというイメージがあります。

演歌の影響だと言ってしまえばそれまでなのですが、そうしたイメージや世界観にも、土地の力が少なからず影響しているのではないでしょうか。

北の地の「厳しい寒さ」というイメージに、傷ついた自分の心情を投影・同化させることでカタルシスを得るという効果があるとも考えられます。

たとえば、宮沢賢治は妹を亡くしたときに、北海道からサハリン（樺太）へと至るひとり旅に出ています。旅の直接的な目的は、樺太の王子製紙に勤める知人に教え子の就職を依頼するためでしたが、賢治の心底には亡き妹の魂を悼み、自らの心の痛みを癒すという思いもあったのです。

そして、その北への旅路のなかで、賢治は妹への鎮魂の思いを込めて『オホーツク挽歌』という作品を残しました。

そうした意味では、「失恋したら北に向かう」「悲しいときには北へ行く」というのも、たんなる演歌の影響によるイメージとは言い切れません。

カタルシスという観点から見ても、北の地は、傷ついた心を清算し、再生させる力を持っているのです。

そういう意味でも、土地の持つ力は侮れません。

落ち込んだときやネガティブになったとき、感情に働きかける力を持つ土地に旅をする。南へ向かって心のタガを緩めるもよし、北へ向かって感情を浄化するもよし。

傷心旅行や感傷旅行などと言いますが、土地の力に自分の感情を委ねることで心の整理をつけるというのは、とても効果的な方法なのです。

淡交のすすめ――心地よい人間関係の秘訣は「感情に負担をかけないこと」

「君子の交わりは淡きこと水のごとし」

名高い中国の思想家、荘子の言葉にこんな一文があります。

君子は相手の仕事や家庭の事情に深入りせず、心の裏側にまで土足でズカズカと踏み込むような真似をせず、わだかまりのない付き合いをするという意味です。

そしてその後には、

「小人の交わりは甘きこと醴《あまざけ》のごとし」

と続いています。

つまらない人間の付き合いは甘酒（醴）のようにベタベタしている（深い付き合いに見えても長続きしない）のだと。

深入りせず、ベタベタしない、あっさりした淡い交わり――これを「淡交」と言います。

日本でもかつては、「ああだ、こうだ」と多くを語らずともわかり合える、そんな人間関係が理想とされていました。そもそも昔の日本人はむやみやたらに、ペラペラしゃべるようなことをしなかったのです。

かつて茶道を大成した千利休は、あらゆる無駄を削ぎ落とした二畳ほどの狭い茶室に客人を招き、一対一で向き合って心静かに茶を供しました。

同じ狭い空間で、茶を喫するという同じ行為をし、花を愛で、掛け軸を愛で、茶器を愛で、何気ないわずかな会話をしながら同じ時を過ごす。そうすることで、お互いの気持ちを通い合わせる。それが茶の道なのだと利休は説きました。

もう一生会うことがない、今生の別れとなる客人とも、こうした淡い交わりを貫き通したのです。

ここで重要なのは、「交わりが淡い＝相手への関心が低い」ではないこと。「淡い付き合い＝浅い付き合い」ではないということです。

むしろ逆で、「深いからこそ淡いほうがいい」のです。

相手のことを思いやるがゆえに、あえて心の内側に立ち入らない。事情をあれこれ詮索しない。心と心が底辺で結びついていれば、表面上の〝ああだこうだ〟は関係ない。淡く付き合うとは、「お互いの感情に負担をかけすぎない」というマナーなのです。

付かず離れずの淡い交わり

淡交の極意とは、第二章でも述べた、「来るものは拒まず、去るものは追わず」の心境だと私は考えます。

相手との付き合いに過度な執着を抱かず、必要以上に人間関係に気を遣わず、「来る自由」「去る自由」を尊重する。こうした姿勢は付き合う相手を、そして自分自身をも安心させるものです。LINEの「既読スルー」などでイライラすることもなくなります。「きっと今、忙しいんだな」「そのうち返信があるでしょ」と思えれば、ストレスにもなりません。

感情むき出しでの取っ組み合い、罵り合いのケンカ、男女の痴情のもつれによる修羅場などは、深く絡まりすぎる交わり方が引き起こすトラブルと言えます。

また、酒の席で選挙、宗教、年収などの話題などはタブーとされています。相手の政治的な考え方や信仰の対象、財政事情などプライベートな度合の高い話題を持ち込んでは、程よい距離感の交わりに水を差してしまうからです。

人間関係とは、とかく流動的なものです。親しい時期もあり、離れる時期もあり、また再び親しくなるときもある。私たちは、そうした繰り返しのなかで生きています。

付き合いに執着を抱きすぎると、関係がこじれたときに「昔はあんなに仲が良かったのに」「手のひら返しとはこのことだ」「なんて冷たい人間なんだ」といった恨めしさに満ちたネガティブ感情を覚えてしまうもの。

しかし本来、人とはそういうもの、人間関係とはそういうものとも言えるのです。

ゲーテは「人間の心は、水の上にふわふわと浮かぶ泡のようなもの」と言っています。ポンポンとぶつかり合ったり、離れたりしながら生きていくのだと。

ひとつの泡（関係）に過度に固執してしまうと、何回も相手にぶつかって、くっつこうとして、自分の心の泡はそこから動けなくなってしまいます。ぶつかり具合が悪ければ、心の泡は弾けて割れてしまうかもしれません。

「付かず離れず」の淡い交わりを心がければ、相手の泡も自分の泡も傷つけることなくいられるのです。

福澤諭吉は『学問のすゝめ』のなかで「親友というものはいらない」と書いています。そして実際に、「自分には親友はいない」と『福翁自伝』に記しています。

人間関係、交友関係も過ぎたるは及ばざるがごとし。

近すぎず遠すぎず、付きすぎず離れすぎず――淡交とはそうした人付き合いの距離感のこと。お互いの感情に負担をかけすぎない丁寧な付き合い方が、心地よい関係を長く続かせる秘訣なのかもしれません。

優れた小説を読んで、その深遠な感情世界を「学ぶ」

太宰治の短編小説に、イエス・キリストを銀貨三十枚で売ったユダの話を、ユダの激白とも言えるひとり語りのスタイルで描いた『駈込み訴え』という作品があります。

そこに描かれているのは、イエスに対するユダの承認欲求です。

ユダは実はイエスが大好きで、だからこそ自分をもっと評価してもらいたいと思っていました。でもイエスは自分を評価してくれない。認めてもらいたいけれど認められない。

「どうしてだよ」という、いわば〝愛憎半ば〟の心理状態を描いているのです。

そしてユダの爆発した承認欲求は、ついに刃となってイエスを売ってしまうわけです。

太宰治の怒濤の日本語力で、揺れ動き、波打ち、高まって、やがては憎しみに変わる――というユダの心の奥底にある感情が、あたかも文章の行間からドーッと溢れ出てくるかの如く表現されています。

『駈込み訴え』を読んだ人は学ぶでしょう。「人間の承認欲求とはこういうものなのだ」と。他者に、それも深く愛している他者に認められないとき、人間の感情とは「こういうものなんだ」と。

つまり、天才作家が書いた小説を読むことで、自分の中にもある感情世界の正体を把握することができる。『駈込み訴え』を読めば、「なるほど、ユダはただ単にお金が欲しくてイエスを売ったわけではない。そこには承認欲求の爆発という感情世界があったのだ」とわかります。その作品によって「感情を学ぶ」ことができるのです。

人間の感情の豊かさや繊細さ、感じ方などを培っているもの、それはその人の持っている「教養」ではないかと私は思っています。

そして優れた小説を読むこと、読書こそが、その教養を身につけるためにもっとも効果のある手段なのです。

名作と言われる作品を読むことで、感情世界の何たるかを知る。

日本の古典ならば、たとえば『平家物語』を読んで、作品全体を支配している「無常観というひとつの世界観」と、そうした考え方による感情整理の仕方を学ぶ。

『徒然草』を読んで、世俗への批判やユーモアの精神、死生観を学ぶ。

『源氏物語』を読んで、男と女の間の微妙な感情のやりとり、昂揚感と寂寥《せきりょう》感、運命がもたらす心の痛みを学ぶ。

もちろん、現代小説やエッセイ、海外の古典や文学作品にも感情世界への学びをもたらす秀作がたくさんあります。

人間は他の動物と違い、感情を持っています。その感情が日々の暮らしの基盤になっています。人間と感情が切っても切り離せないものならば、なおのこと感情文化というものを勉強するべきだと私は考えます。

自分の手が届く範囲で、限られた友だちとだけ、SNSでやりとりをして連絡を取り合うような狭い、限定された世界では知ることのない、もっと大きな世界の感情、もっと広大で深遠な感情を、優れた小説という虚構の世界で学ぶ。

それは現代社会に生きる私たちにとって、非常に重要な〝教養〟なのです。

三十すぎたらネガティブ感情の整理を──目指すのはイライラしない高齢者

その昔、ぶつけようのない苛立ちを抱え、いつも何かに怒りを感じていることが若者の証しだった時代がありました。

ジェームズ・ディーンは『理由なき反抗』で若さゆえの苛立ちを抱えた少年を演じ、尾崎豊は夜中に学校に忍び込み、教室の窓ガラスを割ったと歌う。そんな〝ナイフのように尖って、触るものをみな傷つける〟若者たちが、かつては大勢いたものです。

それがただの不良になったり、反社会的行動に走ってしまうのでは意味がないのですが、彼らが抱えていたイライラには、社会全体に対して、世の中に対してケンカを売ってやろうというくらいの強いエネルギーが秘められていました。

従来の価値観には迎合したくないけれど、自分は何者かがわからない。

自分は何かをやりたいけれど、何をしたらいいかわからない。

エネルギーはあり余っているけれど、それをぶつける対象が見つからない。

「ビッグになる」という自分への期待感が大きいけれど、現実の自分がその期待に追い付けない。

大人や社会に対する不満、大人の、社会の、自分に対する扱いへの不当感——十代や二十代の若者がいつも何かにイライラしている、怒っているのは、むしろ健全なことなのかもしれません。

問題なのは年齢を重ねてからのイライラです。三十五を越え、四十路に近くなってしょっちゅうイライラしてばかりいると、これは少々みっともない感じになります。

イライラが許されるのは若いうちだけ。いい年をして些細なことで苛立ったり、すぐ不機嫌になるのは、大人として、人としていただけません。

人生区分で三十五歳は、「オレはまだまだ」という自己評価による「若さ」が完全に通じなくなる年齢と言ってもいいでしょう。
三十二、三歳というのはまだ二十代の感覚や感性、勢いが残っています。しかし人間、三十五歳になったら「もう若くはない」という現実を認めなければいけない。
そしてそれを認めたうえで、五十歳までの十五年間で、大人としてどう成熟するか、その生き方を考えるべきなのです。

二十代は単なるイラつきと、生産性を秘めた苛立ちがごちゃ混ぜの状態であることが多いのですが、三十歳を越えたころからは、自分のそうした感情を少しずつ整理して、エネルギーに変えられるイライラはポジティブに変換していく。単なるイラつきからは卒業する。

そうやって五十歳までに人間として成熟し、イライラをコントロールする術を身につけないと、キレやすくて扱いにくい、いつも不機嫌で始末に負えない高齢者になってしまう恐れがあります。

平均寿命は延び、医療技術も進歩し、高齢化社会はますます進んでいくでしょう。

そんな将来を楽しく心地よく、豊かな人間関係のなかで生きるためにも、イラッとしない心穏やかな高齢者を目指したいもの。

三十五歳をすぎて若者から中高年へのステップを上がったら、改めて自分の感情を整理し、コントロールする。若かりしころのネガティブ感情を断捨離する。それは、イライラしない高齢者になるための重要な心得なのです。

感情の薄っぺらな人が増えている

何かとストレスの多い現代社会では、多くの人が心のどこかでネガティブ感情を抱えています。そして、ネガティブ感情を抑えられず、すぐに〝キレて〟周囲と衝突し、人間関係に亀裂を入れてしまう。

昨今では若者だけでなく、「すぐキレる大人」「暴走する高齢者」「キレる上司」に「キレる母親」、「キレる芸能人」に「キレる政治家」――と、「感情をコントロールできない人たち」は世代や性別を問わず広がっています。

もちろん、それも議論すべき問題です。

ただ、私がそれ以上に心配しているのは、「感情の薄っぺらな人、感情が平坦な人が増えている」という現代社会の傾向なのです。

たとえば「ムカつく」という言葉。何かに対する、どんな怒りもすべて、あらゆる怒りの感情をすべて「ムカつく」という言葉ひとつにひっくるめてしまう。たとえば「かわいい」という表現。誰に対しても、何に対しても、あらゆる「好ましい」という感情を「かわいい」のひと言だけで表現する。

ほかにも焦りや不安はすべて「ヤバい」で、不快感はすべて「ウザい」で通用する。

確かに言葉の使い勝手だけを考えれば便利なのかもしれません。

しかし私たちの感情は、決してひとつに集約できてしまえるようなシンプルなものではありません。怒りの感情はさまざまです。好きという気持ちにはいろいろな種類があります。不安な心理も、不快な思いも、もっと複雑でもっとたくさんあるはずです。

人によって、状況によって異なってくる人間の感情を、すべてひとつの表現、ひとつの言葉にまとめてしまうことには、便利さを上回る感情への悪影響があるのです。

感情表現を過剰にシンプル化することで、感情そのものまでが単純化してしまう恐れがあります。言葉の持つニュアンスが失われていくことで、人間だからこそ持っている感情の機微、陰影といった心の微妙な趣が失われていくこともあります。

こうした状態を、私は「感情の襞にヤスリをかける」と言っています。さまざまに異なる手ざわりの襞を持つ感情に、シャシャッとヤスリをかけて、微妙な凹凸や陰影を削りとって、どれもみな同じようにツルツルにしてしまう。

感情がどんどん平坦になってしまうことで、単純な感情しか持てなくなり、人間という存在そのものまでが薄っぺらいものになってしまうのではないか。

ネガティブ感情は「人間らしさの証し」と開き直る

人間が長い時間をかけて心の機微を表現しながら築いてきた文化が、どんどん劣化し、低質化してしまうのではないか。私が抱いている危惧の本質はそこにあるのです。

科学技術は日進月歩で進化しています。人工知能を持ったロボットが繊細に人間の感情を読み取り、自らも豊富な感情表現ができるようになる時代は、遠い未来のことではないかもしれません。

そのとき、生身の人間のほうがロボットよりも感情の襞が少ない、人工知能のほうが人の心よりもセンシティブな感情を持っているといった、SF映画さながらの事態にならないとも限りません。

そう考えれば、すぐにネガティブ感情にとらわれてしまう自分を、必要以上に否定する必要はないのです。

心にさざ波が立つ、心がザワつく。そんなときでも、そのネガティブ感情を頭から否定して「こんなことではダメ、自分は心が弱い」と思わなくてもいい。「どうしてすぐにこんなネガティブな気持ちになってしまうのか」と自己嫌悪に陥らなくてもいいのです。

誰だってイライラすることもある。頭に来ることもある。不安になることもある。人間なんだもの、それが当たり前――そういう発想を持つ。

そうした、ある意味〝開き直り〟の発想を持つことで、むしろ冷静に自分の感情と向き合えるようになることもあります。

ネガティブ感情だって「心の襞」のなせる業だと考えることも、ひとつの感情整理の方法と言えるかもしれません。

第五章

感情が落ち着く心の港を持つ

絶対的な存在に身を委ねると、人は安心感を覚える

ぐずついている赤ちゃんがママに抱っこされると、徐々に泣き止むのを見たことがありませんか。それは、赤ちゃんにとってママが〝絶対的な存在〟だからです。不安になったとき、大きな安心感を与えてくれる存在が「ママ」なのです。

人は、その人にとって絶対的な存在感を放つものに身を委ねると、大きな安心感を覚え、幸福感を得るものです。

私たち人間にとっての絶対的な存在のひとつに「太陽」があります。

太陽の光、太陽のエネルギーがあるからこそ、私たちは地球上で生きることができます。もしも太陽がなくなってしまえば、地球はたちまちに凍りつき、そこに棲む生物は死に絶えてしまいます。私たちは太陽に身を委ねて生きていると言ってもいいでしょう。

古代から人々は絶対的な存在である太陽を「神」として崇めてきました。エジプト神話でも太陽神は「ラー」と呼ばれ、主神として崇められています。

日本でもそうです。

太陽神は「天照大御神《あまてらすおおみかみ》」として神格化され、やはり人々の崇敬を集めています。日の出

を「ご来光」といって手を合わせるのも、太陽を神として崇めている証拠。

さらに、太陽のことを崇めて「お天道様」と呼び、「お天道様に顔向けできない」「お天道様が見ている」といった伝統的な表現にも反映されています。

暗い夜が明けて太陽が昇り、朝がやってくると、人は「よし、昨日までのイヤなことは忘れて頑張ろう」といった気分になれるもの。

万物に明るさとエネルギーをもたらす太陽は、万物にとてつもなく大きな安心感を与えてくれます。そしてその絶対的な存在感には、私たちのネガティィブ感情を抑制し、ポジティブ感情を増大させるパワーがあるのです。

ですから、気分が沈んでいるとき、心の中がザワついていてネガティィブ感情に支配されているとき、「太陽の力を借りる」のも、感情を安定させるひとつの手段になり得ます。

私事ですが、昨年、初めてハワイに行きました。「いいところだよ」と話には聞いていたのですが、これまで出かける機会がなく、この年齢になってようやく〝ハワイデビュー〟を果たしたわけです。

テレビや雑誌などでハワイの様子は何度も見ていますし、行った人の話も聞いているので、ハワイに関する情報はそこそこ持っていました。

ただ、実際に訪れて、ガイドブックや誰かの土産話だけでは知り得ない大きな魅力を実感しました。それが、圧倒的で絶対的な「太陽」の存在だったのです。

いつでも太陽のエネルギーを享受できる快感や充実感、いつでも太陽の庇護の下にいられるという安心感、太陽に守られているからこそ味わえる解放感――。

真夏の日差しがさんさんと降り注ぐ常夏のハワイ。そこには私たちの感情を明るく、ポジティブに導いてくれる太陽が絶対的な存在として君臨しています。多くの人たちがハワイという場所に心惹かれる理由を、改めて実感したものです。

思い浮かべるだけで幸せになれる場所

ハワイと言えば、友人にサーフィンが趣味で「最低でも年に二回はハワイに行かないと気が済まない」というアートディレクターがいます。

彼いわく、「仕事が立て込んで切羽詰まっていても、イヤなことがあっても、ハワイのことを考えると、それだけで楽しい気分になれる。インターネットでハワイの波を見ているだけで心が落ち着く」のだそうです。

でもハワイに移住する、仕事場を移すという選択はないと言います。理由を聞くと、

「自分にとっては、日本にいてハワイを思っている時間が大事。それがモチベーションにもなっている。だから住むのは日本がいい」のだそうです。

彼にとってハワイとは、そこに行けば間違いなくハッピーな気分になれる、いや、行かなくても、思い浮かべるだけで幸せになれる、そんな〝絶対的な場所〟なのです。

それがあれば心から安心できる、心が癒されるという絶対的なもの。

そこに行けば自分は幸せな気分になれるという絶対的な場所。

自分にとっての絶対的な存在を持てれば、それが日常生活での心のザワつきやネガティブ感情を鎮める大きな力になってくれるのです。

人はなぜ神や宗教にすがるのか――絶対的な存在の最終形

自分にとって絶対的で圧倒的な存在感を放つものに身を委ねることで、人は大きな幸福感や安心感を得ることができます。

その「絶対的で圧倒的な存在感」の最終形が、虚構としての神、宗教になるわけです。

すべてをひと括りにはできませんが、宗教というのは、人間が悲しみや不安といった感情の大きな痛みを慰撫するために編み出した〝虚構の大系〟という見方もできます。

神話がすべて本当にあった話だと信じている人はまずいないでしょう。旧約聖書にある「神は七日間で天地を創造した」という神話も、物語である、虚構であることを、みなわかっていたはずです。

しかし、その虚構の物語のなかに癒しや安らぎを見出すことで、人々の感情は救われてきたのです。

天国や地獄といった存在も、言ってみればある種の〝方便〟のようなもの。浄土にしても、本当にあるのかどうかを実際に見てきた人はいません。つまり虚構の世界です。

しかし、そうした世界に行くことができると考えることで、今、生きている自分の気持ちがとても楽になる。「死」という最大の不安を慰撫することができるわけです。

その昔、飢餓や疫病が蔓延して、目の前でいともたやすく人が死んでいく、現代とは比べものにならないような大変な時代がありました。そんななかから平安時代には浄土宗が、鎌倉時代には鎌倉新仏教が生まれてきました。

簡単に人が命を落とす。死んでしまう。そうした〝無常〟を感じられずにはいられない時代のなか、人々は何かにすがりたい、絶対的な安心感を与えてくれる存在を求めたいと思うのでしょう。

ですから、念仏を唱えたら浄土に行けると説いた浄土宗や浄土真宗が、たとえ虚構であったとしても、庶民の間で一気に広まったのは、ある意味もっともなことなのです。

マルクスは『ヘーゲル法哲学批判序説』のなかで、「宗教は民衆の阿片である」と書いています。これにはさまざまな見方があり、宗教は有害という批判と捉える説もあります。

ただひとつ言えるのは、「人々が宗教にすがるのは、現実世界が悲惨で大変だから。宗教とは、悲惨な現実の痛みを癒す存在だ」ということ。

つまり、宗教という虚構の阿片（＝麻酔）によって、人々は心の痛みを和らげているということです。

宗教や信仰という虚構の存在が、人の心を楽にする。その虚構に心を委ねることで、現実の不安や痛みが慰撫される。宗教の持つ大きな効用は、人々にとって〝自分の感情を委ねられる港〟としての絶対的な存在にあると、私は考えます。

心に「北極星」となる存在を持つ

その昔、大海原を航海する船にとって、北に位置する北極星は重要なものでした。

どこを向いても海しか見えず、自らの位置や進むべき方向を見失いかねないなかで航海を続ける船乗りたちにとって、北極星という指標の存在感や安心感がどれ程だったか、想像するに難くありません。

今は、レーダーやGPSによって正確な航海がもたらされています。しかし現代社会の日常生活には、今こそ、北極星的な存在が求められているように思います。

日々の暮らしや人間関係のなかで迷ったり、焦ったり、自信を失ったり、心穏やかならぬときでも、自分にとって〝北極星〟のような存在があれば(いれば)、それだけでも大きな安心感を得ることができます。

たとえば、自分から見て、生き方がカッコいい、人としてのあり方が素晴らしい、あんな人になりたい——といった、心から尊敬できる人、目標とする人、リスペクトできる対象を持つ。すると、その対象の存在を〝軸〟にして、自分の感情の揺れやブレを抑制することができるものです。

横綱白鵬は、双葉山、大鵬(ともに故人)という偉大なる両横綱に憧れ、尊敬し、愛していると言ってはばかりません。偉大な先行者たちの存在は、白鵬関の大きな道しるべとなっているのでしょう。

相撲界の頂点に立つ横綱の重責と孤独は、私たちの想像を超えるものがあると言います。

それに対峙している白鵬関の心中には、「憧れの両横綱に対して恥ずかしくない相撲を取りたい」という意識があるに違いありません。そしてこの思いが、重責を果たし、孤独に打ち勝つ、メンタル面での大きな支えになっているのではないかと私は考えます。

自らの内にある承認欲求の肥大化とどう向き合うか。周囲を取り囲む〝身近な他者〟たちから、どうやって承認されるか、どうやって存在を評価されるか――これは現代人にとって非常に大きな課題です。

あえて自分より少し遠い〝北極星的な存在〟を見つける

現代は、水平的なコミュニケーションを求める傾向が強くなっています。水平的とは、相手と上下の関係（垂直的）で話をせず、対等で同じ目線での人間関係を築き、コミュニケーションを図ることを言います。共感力が高まる関係性とも言えるでしょう。

自分と同じような感覚を持つ人たち同士でやりとりをするフェイスブックやＬＩＮＥも、まさに水平的コミュニケーションです。

しかしその一方で、身近な他人に「ノー」を突き付けられると、自信を失ってしまう。フェイスブックの投稿に「いいね！」がないと、承認されていないと思い込んでしまう。

LINEで既読がついても返信がないと、それだけで存在を否定されたと思ってしまう。共感を最重要視しているからこそ陥ってしまうのが、承認されていないことへの不安や焦りという落とし穴なのです。

しかしながら、自分の周囲の身近な他人など、世界を俯瞰してみればあまりにもちっぽけな集団でしかありません。

それなのに、ちっぽけな集団のなかで、ちっぽけなことで存在を否定され、ちっぽけなことで言動を批判されると、すぐに感情がネガティブに傾いてしまう。

どうせ自分の中に他者を持つのなら、もっとスケールの大きい、リスペクトするに値する圧倒的な存在、〝北極星的な存在〟を見つけるべきです。

近くにいる人でもいいのですが、あまり身近すぎると〝アラ〟も見えてしまうので、あえて自分より少し遠いところにいる人を対象にするといいでしょう。

たとえば、私にとっての北極星的存在は、孔子であり、『論語』です。

孔子はもう二千五百年も昔の人ですから、まさに今の自分より遠いところにいる存在と言えるでしょう。

高校生の夏休みに『論語』に出会って以来、何度も読み返し、関連本もほとんど読み漁りました。

そして今、心が穏やかならぬときには「こういう状況のとき、孔子はこう語っているんだ」「孔子はこういう行動をとったのか」と、感情にマッチした『論語』のフレーズを、自分のために引用しています。

心が波立ったとき、支えとなる言葉を、感情を鎮めるヒントとなる言葉を授けてくれる。『論語』は私にとって、進むべき道を示してくれる、まさに北極星のような存在なのです。

同じように、キリスト教の『聖書』を大きな存在にしている人も多いでしょう。やはり聖書に描かれたイエスの言葉や行動をリスペクトし、状況に合わせて引用することで、心の持ち方を知り、心のザワつきも鎮まっていくのです。

人でもいい、本でもいい、映画でも絵画でもいい。自分が心からリスペクトできる〝北極星〟を持ちましょう。

感情の海が荒れて、大しけになって、自分のいる場所も、進むべき方向もわからなくなったとき、その存在がきっと大きな支えになってくれるはずです。

カフェは現代人の感情の港になる――半分孤独という空間の効用

わたしの　まちがひだつた
わたしのまちがひだつた
こうして　草にすわれば　それがわかる

これは、二十九歳の若さで早世した明治生まれの詩人、八木重吉が書いた『草に　すわる』という作品です。

たとえば、何かトラブルがあって、カッとして、イラッとして、人を責める気持ちが湧き上がったとき、草に座る。すると冷静になって自分を見つめ直すことができ、「今まで人を責め立てていたけれど、むしろ自分のほうが間違っていたのかもしれない」ことに思いが及ぶようになるものです。

ネガティブ感情に呑み込まれそうになったときに、静かに座って心を落ち着かせる。これは座禅にも通じる感情の鎮め方とも言えるでしょう。

八木重吉は学生時代に洗礼を受けた熱心なキリスト教徒でしたが、座禅という考え方を自然と持ち合わせていたのかもしれません。

ただ、都会に暮らす人たちにとって、静かに草に座って自分を見つめ直すような機会があるかというと、なかなか難しいもの。詩人の谷川俊太郎さんは『間違い』という作品のなかで、八木重吉の『草に　すわる』を受けて、

草に座れないから
まわりはコンクリートしかないから
私は自分の間違いを知ることができない
たったひとつでも間違いに気づいたら
すべてがいちどきに瓦解しかねない
椅子に座ってぼんやりそう思う（一部抜粋）

と書いています。現代社会には自分を見つめ直すために座るべき草がないと。

しかし、そんな時代であっても、〝草に座る〟ような、心静かに座って自分に戻れるような、自分の感情を見つめ直すことができるような場所が、どこかにないものか。

そこでおすすめしたいのが、カフェです。

街中にあるカフェは、現代人にとって自分の感情を取り戻すのにとても効果がある空間だと、私は思っています。

仕事と家庭の間のカフェというワンクッション

一時期、喫茶店が減って業界が苦境に立たされていると言われていました。確かにフルサービス方式（店員がオーダーを取りに来て、注文した品を運んでくれる）の喫茶店は数が減っていますが、逆に「ドトール」や「スターバックス」などのセルフサービスのコーヒーチェーンは店が増え、フルサービスでも個性やコンセプトを持った〝カフェ〟というスタイルには人気が集まっています。

かつての喫茶店は友人や仲間と行って、コーヒーを飲みながらおしゃべりする、言わばコミュニケーションの場という感じでした。

でも最近のカフェはひとりで来る〝おひとりさま〟が多くなっています。みなさんのなかにも、パソコンを開いて仕事をしたり、本を読んだりと、自分ひとりの時間を過ごすための空間としてカフェを訪れている人がいらっしゃるでしょう。

私の知り合いに、仕事が終わっても、そのまままっすぐ家に帰れないという女性がいます。その人は結婚されていてご主人とふたり暮らしなのですが、家に帰る前に、どうしてもカフェに寄りたくなるのだとか。そうしないと疲れが取れないし、落ち着けない。だから仕事と家庭の間にカフェというワンクッションを挟んでいるそうです。

その女性いわく、カフェでワンクッション挟むことによって、仕事モードになっていた感情を家庭モードに切り替えるのだそうです。

職場には職場の人間関係があります。気疲れも緊張もあるでしょう。仕事上でのトラブルやストレスもあります。そうしたネガティブな感情を、そのまま家庭に持ち込みたくない。そのためには、職場と家庭の中間点で、しかもひとりで、感情のクールダウンをしたい。それができる空間がカフェなのだと。

彼女にとってカフェとは、仕事で波打った感情を鎮め、ニュートラルに戻すための場所。一時だけ停泊して心をメンテナンスする〝感情の港〟なのです。

私も〝おひとりさまカフェ〟が好きで、多いときは一日に何度も入りますが、お店に入るたびに心がフッと落ち着きます。スーッと肩の力が抜ける感覚を覚えるのです。

それはなぜか。

カフェが、都会のなかで自分ひとりになれる瞬間をもたらしてくれるからです。

非常に開放的な感じがありながら、自分だけの世界も保てる。他人の気配をある程度感じながら、でも自分がしていることに干渉されない。周囲の話し声が聞こえてきたりして絶対的な孤独感は感じないのに、でも自分ひとりだけでいる。半分プライベートで半分パブリック。

都会におけるカフェがもたらす〝半分孤独〟という空間が、現代人の感情メンテナンスにはうってつけなのです。

私の場合、ひとりで入るカフェは、半分孤独になれる空間に身を置くためにお金を払っていると言えます。

本を読んだり、ちょっとした原稿を書いたり、外を行く人たちをボーッと眺めたり。そこでスマートフォンを出して電話をかけたり、SNSでやりとりを始めたりしてしまうと、せっかくの半分孤独が意味をなさなくなってしまいます。これではひとりでカフェに入った意味がありません。

私にとってのカフェも、感情をフラットに、ニュートラルに戻すためにひとりで立ち寄る〝心の港〟なのです。

ここではカフェをおすすめしましたが、人によっては「ひとり立ち飲み屋」や「ひとり美術館」「ひとり図書館」なんていうケースもあるかもしれません。

どこに行けば自分の感情がフラットになるのか、ニュートラルになるのか。

自分にとってのそうした場所（＝感情の港）を持つというのも、感情の整理やコントロールには大きなプラスになるのです。

おわりに

本書では、イライラをはじめとする日常のネガティブ感情をコントロールする方法について、さまざまな角度からのアプローチを述べてきました。

感情を持った人間である以上、まったくイラッとしない、一度もムカッとしたことがないという人はいないはず。もちろん私も、些細なことでついイライラしてしまうことがあります。

たとえば、私はサッカーが好きで、国内の試合から海外リーグまで、いろいろな試合をテレビ観戦するのが日々の楽しみのひとつになっています。

日本代表チームの国際試合などはいつも以上に気合を入れて観戦、応援するのですが、気合が入っている分、ふがいない戦いぶりを見せられると、もうイライラしてくるわけです。その結果、日本代表が負けたときなどは心底がっかりしてしまいます。

そんなとき、欠かさないのが、インターネットニュースのコメント欄チェック。

今は試合が終わるとすぐニュースサイトに試合結果がアップされ、その後を追うように全国からファンのコメントが一気に書き込まれます。

ふがいない試合でイライラが募っているとき、そのすべてのコメントをダーッと読んでいく。すると、

「あそこでの交代は○○じゃなくて△△でしょ」

「ゴール前でなぜ横にパスを出す？　点取りたくないの？」

「球際が弱い、マークが甘い、カバーが遅い。ホントに代表ですか」

そこに投稿されたコメントの内容は、私が抱いた感想や意見とほぼ一致している。それを読みながら、「そうそう、そうなんだよねぇ」と、思わずパソコンの画面に向かってつぶやいたりしてしまう。

みんなもイラッとしてるんだ、自分と同じ気持ちなんだ。そう思うとなぜかフーッと心が落ち着いてきます。

オーストリアの哲学者エトムント・フッサールは「間主観性（共同主観性）」という概念を唱えました。間主観性とは「自分の主観が他者との間の共通の認識として成立してい

る状態」のことを言います。

自分と他者との境界線がなくなったような状態。自分の感情と他者の感情が共通していると感じられた状態。わかりやすく言えば、「自分だけがそう思っているんじゃない。他の人も同じなんだ」ということ。もっと言うなら、「共感」している状態のことです。

コメント欄の投稿を読んで内容に共感することで心が落ち着くのは、まさにこの「間主観性＝共感」によるもの。他者の感情を自分の主観として捉える「共感」は、人の心を癒やし、イライラを鎮めてくれるのです。

さらにそうしたコメントの中には、思わずニヤリとさせられるユーモア溢れる表現も数多く見られます。

「そんなに髪型が気になるなら、サッカー辞めて美容師になればいいのに」

「こんなんじゃ、JAPAN NO OWARI」

「今回は〝絶対に負けられない戦い〟ではなかったのですね」

といった怒りとジョークと愛情が織り交ざった書き込みを見ては、「上手いこと言うなあ」「でもホントにサッカーが好きなんだよね」などと共感し、いつの間にかイライラを忘れてしまいます。

名も知らぬ人たちとの間に共感関係をつくることで、自分の感情が救われる、ネガティブ感情が解消される、ということが少なくないのです。

こうした不特定多数の他者との共感関係を構築できるのもまた、現代社会の持つひとつの側面です。

インターネット万能社会になってコミュニケーション過多が発生し、他者の存在によってイライラ感が募りやすくなっているけれど、そうした時代だからこそ生まれ得る、「他者の効用」を活用したイライラ解消の新しい手だてもあるのです。

他者の存在なしに社会生活は成り立ちません。

そう考えれば、この社会がよりよく発展するためには、私たちすべてが互いに、他者に対して寛容さを持つことが非常に大切です。

そのためには、まず自分の感情を理解すること。自分の感情を整理し、コントロールすることが必要になります。

私たちは他者の存在によって感情を乱されますが、乱されている自分もまた〝誰かの感情を乱す他者〟に他なりません。

ならば、自分の感情を理解することは、他者の感情を理解することにもつながっていくはずです。

わが身をつねって人の痛さを知ると言います。なぜ自分はイライラするのか。ネガティブ感情を溶解させ心を落ち着かせるにはどうすればいいのか。自分自身の感情に向き合うことで、他者の感情にも意識を向けることができます。

そして、お互いが感情理解力を高めることで、自分に対しても、他者に対しても寛容になれるのです。私がもっとも恐れているのは、不寛容が社会の奥底に蔓延し、それが時代の空気になってしまうことです。

そうならないためにも、まず自分の感情、とくにイライラ、モヤモヤ、ムカムカといったネガティブ感情についての理解を深めることが重要なのです。

嬉しそうな人を見ると自分も幸せな気分になり、悲しい境遇に置かれている人を見るともらい泣きする——私たちは「共感する」という感情を持っています。他者の感情を自分に置き換える術を持っています。

しかし逆に、自分がイライラすることで、他者をイラつかせてしまうこともあります。

他者が不機嫌だと、自分も不機嫌になってしまうのもまた、人間の性《さが》と言えるでしょう。

自分の感情は自分だけのものではありません。

だから、なるべくイライラしない。

ネガティブな感情を上手にコントロールし、他者に対して寛容になる。ひとりひとりがそうした意識をより強く持つことが、この社会を明るい未来へと導くことにつながっていきます。本書がその一助になれば、これに勝る喜びはありません。

この本が世に出るにあたっては、柳沢敬法さんと幻冬舎編集部の大島加奈子さんのお力を借りました。おかげさまで感情整理のための方法を提示できました。ありがとうございました。

二〇一六年一月

齋藤　孝

著者略歴

齋藤 孝《さいとうたかし》

一九六〇年、静岡県生まれ。
明治大学文学部教授。東京大学法学部卒業。
東京大学大学院教育学研究科博士課程等を経て現職。
専門は教育学、身体論、コミュニケーション論。
『身体感覚を取り戻す』で新潮学芸賞受賞。
『声に出して読みたい日本語』(毎日出版文化賞特別賞)が
シリーズ260万部のベストセラーになり日本語ブームをつくった。
『15分あれば喫茶店に入りなさい』『くすぶる力』など著書多数。
NHK Eテレ「にほんごであそぼ」総合指導や
TBSテレビ「情報7days ニュースキャスター」など、
テレビ出演多数。

幻冬舎新書 407

イライラしない本

ネガティブ感情の整理法

二〇一六年一月三十日 第一刷発行
二〇一七年十一月二十日 第二刷発行

著者 齋藤 孝

発行人 見城 徹
編集人 志儀保博
発行所 株式会社 幻冬舎
〒一五一-〇〇五一 東京都渋谷区千駄ヶ谷四-九-七
電話 〇三-五四一一-六二一一(編集)
〇三-五四一一-六二二二(営業)
振替 〇〇一二〇-八-七六七六四三
ブックデザイン 鈴木成一デザイン室
印刷・製本所 中央精版印刷株式会社

編集協力 柳沢敬法

検印廃止

Printed in Japan ISBN978-4-344-98408-0 C0295
さ-15-1

幻冬舎ホームページアドレス http://www.gentosha.co.jp/

*この本に関するご意見・ご感想をメールでお寄せいただく場合は、comment@gentosha.co.jp まで。

幻冬舎新書

小池龍之介
しない生活
煩悩を静める108のお稽古

メールの返信が遅いだけなのに「自分は嫌われている?」と妄想して不安になる――この妄想こそ仏道の説く「煩悩」です。ただ内省することで煩悩を静める、「しない」生活のお作法教えます。

藤井雅子
人はなぜ怒るのか

ぞんざいに扱われたり、周囲の評価が自分が思うより低い時などに人は怒る。その感情の裏には失望や寂しさ、不安などの別の感情が潜んでいる。怒りの仕組み、抑え方、適切な表現方法を指南!

諸富祥彦
悩みぬく意味

生きることは悩むことだ。悩みから逃げず、きちんと悩める人にだけ濃密な人生はやってくる。苦悩する人々に寄り添い続ける心理カウンセラーが、味わい深く生きるための正しい悩み方を伝授する。

大野裕
不安症を治す
対人不安・パフォーマンス恐怖にもう苦しまない

内気、あがり性、神経質――「性格」ではなく「病気」だから治ります。うつ、アルコール依存症に次いで多い精神疾患といわれる「社会不安障害」を中心に、つらい不安・緊張への対処法を解説。

岡田尊司
ストレスと適応障害
つらい時期を乗り越える技術

「適応障害」は環境の変化になじめなかったり、対人関係がうまくいかずに生じる心のトラブル。どうすれば改善するのか？　すぐに実践できる方法を、百戦錬磨の専門医がわかりやすく紹介。

岩波明
他人を非難してばかりいる人たち
バッシング・いじめ・ネット私刑《リンチ》

昨今、バッシングが過熱しすぎだ。失言やトラブルで非難を受けた人物には、無関係な人までもが匿名で攻撃。日本人の精神構造が引き起こす異常な現象に、精神科医が警鐘を鳴らす！

鍋田恭孝
子どものまま中年化する若者たち
根拠なき万能感とあきらめの心理

幼児のような万能感を引きずり親離れしない。周囲に認められたいが努力するのは面倒——今そんな子どもの心のまま人生をあきらめた中年のように生きる若者が増えている！　ベテラン精神科医による衝撃報告。

桜井章一　藤田晋
運を支配する

勝負に必要なのは、運をものにする思考法や習慣である。20年間無敗の雀鬼・桜井氏と、「麻雀最強位」タイトルホルダーの藤田氏が自らの体験をもとに実践的な運のつかみ方を指南。

幻冬舎新書

森博嗣
孤独の価値

人はなぜ孤独を怖れるか。寂しいからだと言うが、結局つながりを求めすぎ「絆の肥満」ではないのか。本当に寂しさは悪か。――もう寂しくない。孤独を無上の発見と歓びに変える画期的人生論。

石蔵文信
なぜ妻は、夫のやることなすこと気に食わないのか
エイリアン妻と共生するための15の戦略

恋人が可愛く思え短所さえ許せたのは盛んに分泌される性ホルモンの仕業。異性はエイリアンにも等しく異なる存在で、夫婦は上手くいく方が奇跡だ。夫婦生活を賢明に過ごす15の戦略を提言。

左巻健男
病気になるサプリ
危険な健康食品

健康食品・サプリの危険性を製造、広告、科学的根拠の面から徹底追及。「ベータカロチンのサプリは体に悪い」「グルコサミンは血管の少ないひざ軟骨に届かない」「サプリは添加物だらけ」など驚きの真実が満載。

中野信子
脳内麻薬
人間を支配する快楽物質ドーパミンの正体

人間がセックス、ギャンブル、アルコールなどの虜になるのは「ドーパミン」の作用による。だが実はドーパミンは人間の進化そのものに深く関わる物質でもあるのだ。「気持ちよさ」の本質に迫る。

幻冬舎新書

岡田斗司夫 FREEex

オタクの息子に悩んでます

朝日新聞「悩みのるつぼ」より

朝日新聞beの人気連載「悩みのるつぼ」で読者や相談者本人から絶大な信頼を得る著者が、人生相談の「回答」に辿り着くまでの思考経路を公開。問題解決のための思考力が身につく画期的な書。

植西聰

ゆるす力

怒り、憎しみ、恨みなど負の感情は、コントロールが難しく、どんどん増幅してあなたをむしばむ。「ゆるす」ことは至難の業だが、それができれば心は楽になり、毎日が明るいものに変わる。自由で幸福に生きるヒント。

磯部潮

パニック障害と過呼吸

突然息が苦しくなる「過呼吸」。発作が続いて日常生活に支障が生じる「パニック障害」。発作はなぜ起きるのか。どう対処したらいいのか。薬に頼らず心の健康をとりもどす方法を専門医がアドバイス。

諸富祥彦

人生を半分あきらめて生きる

「人並みになれない自分」に焦り苦しむのはもうやめよう。現実に抗《あらが》わず、今できることに集中する。前に向かうエネルギーはそこから湧いてくる。心理カウンセラーによる逆説的人生論。

幻冬舎新書

竹内一郎
その癖、嫌われます

本人は無自覚だが、癖ほど他人を不快にさせるものはない。仕事や恋愛でよい結果を得られず、「見た目」を磨こうとする人がいるが、癖を直す方が何倍も効果的。ストレス過多の現代人必読の書。

押井守
コミュニケーションは、要らない

SNSというツールが、我々から真のコミュニケーションと論理的思考を奪おうとしている。我々はなぜ人と繫がろうとするのか。世界が認める巨匠が初めて語る、目から鱗の日本人論。

岡田尊司
あなたの中の異常心理

精神科医である著者が正常と異常の境目に焦点をあて、現代人の心の闇を解き明かす。完璧主義、依存、頑固、コンプレックスが強いといった身近な性向にも、異常心理に陥る落とし穴が。

岡田尊司
人はなぜ眠れないのか

不眠で悩む人は多いが、どうすればぐっすり眠れるのか。睡眠学や不眠症臨床の最新知見から、不眠症を克服する具体的方法や実体験に基づく極意まで、豊富なエピソードを交えて伝授。